CHRISTIAN STRZODA

Sie sehen aber gar nicht gut aus!

Aus dem Leben eines Rettungsassistenten

riva

Bibliografische Information der Deutschen Nationalbibliothek:
Die Deutsche Nationalbibliothek verzeichnet diese Publikation in der Deutschen Nationalbibliografie; detaillierte bibliografische Daten sind im Internet über http://d-nb.de abrufbar.

Für Fragen und Anregungen:
christian.strozda@rivaverlag.de

1. Auflage 2012

© 2012 by riva Verlag, ein Imprint der Münchner Verlagsgruppe GmbH,
Nymphenburger Straße 86
D-80636 München
Tel.: 089 651285-0
Fax: 089 652096

Redaktion: Caroline Kazianka, München
Umschlaggestaltung: Maria Wittek, München
Umschlagabbildung: Christian Strzoda
Satz: Georg Stadler, München
Druck: CPI – Ebner & Spiegel, Ulm
Printed in Germany

ISBN Print 978-3-86883-253-2
ISBN E-Book (PDF) 978-3-86413-236-0

Weitere Informationen zum Verlag finden Sie unter

www.rivaverlag.de

Beachten Sie auch unsere weiteren Verlage unter
www.muenchner-verlagsgruppe.de

Für Loni

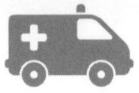

Inhalt

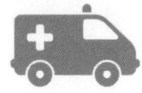

Sanitäter im Rettungsdienst – nur ein Job?
Eine Art Vorwort

Am 1. September 2014 werde ich mein persönliches Feuerwerk aufsteigen lassen. Genau 20 Jahre zuvor begann ich beim Rettungsdienst. Ich wählte meinen Beruf »Rettungsassistent« damals mit Bedacht.

Kein Nine-to-five-Bürojob sollte es sein. Ich wollte Individualität und Abwechslung. Meine beruflichen Höhepunkte des Tages sollten darüber hinausgehen, eine Tasse Kaffee über die Computertastatur zu kippen und einen Blick auf den roten Tanga der Sachbearbeiterin Paula Popsie zu erhaschen. Ich wollte Teamarbeit, weil ich noch immer verrückt werde bei dem Gedanken, allein vor mich hinwurschteln zu müssen. Und sehr reizvoll war auch die Tatsache, nicht permanent durch einen Chef »überwacht« zu werden. Im Rettungswagen ist der Sanitäter sein eigener Herr, und nur der Notarzt kann hier irgendwelche Befehle erteilen.

Als ich damals den Entschluss für meinen Beruf gefasst hatte, ging ich eines Morgens ins hiesige Arbeitsamt. Es war der Versuch, irgendeine Form finanzieller Unterstützung für mein Vorhaben zu beantragen. Das rosa Gebäude mit dem großen roten »A« hatte schon bessere Zeiten gesehen. Der Putz bröckelte von der Außenmauer, die Türrahmen konnten auch einen neuen Anstrich vertragen. Die grünen Fensterläden hingen in verrosteten Scharnieren und schlugen gegen die Wand. Es roch nach Rosen.

Montagmorgen, acht Uhr, Zimmer 3. Die Nummer 15 stand auf dem roten Abriss aus rauem Recyclingpapier. Sachbearbeiterin Frau Müller rief mich auf. Ich drückte die goldfarbene Klinke und betrat das kleine Zimmer. Eine businessgestylte Endvierzigerin mit kurzen blonden Haaren, einem hageren Gesicht und einer großen runden Brille schaute mich über ihren Brillenrand hinweg an, die Stirn in Falten gelegt und wohl mit einem Humor wie Edgar Allan Poe. Die Luft in dem Zimmer war abgestanden, und es roch nach Staub und bleischwerem Frauenparfüm.

»Ja? Was wollen Sie?«

»Guten Morgen. Ich wollte fragen, welche Möglichkeiten der finanziellen Unterstützung es für meine beabsichtigte Erstausbildung zum Rettungsassistenten gibt.«

»Beabsichtigte Erstausbildung?«, papageite sie und blätterte in irgendwelchen Unterlagen. »Junger Mann, normalerweise bekommen Sie ein Ausbildungsgehalt von Ihrem Lehrbetrieb. Sofern Ihnen das, aus welchen Gründen auch immer, nicht ausreichen sollte, müssten Sie noch mal hier vorsprechen.« Vor meinem inneren Auge erschien mir Frau Müller als bunter Vogel, als zotteliges, halsloses Federvieh, das zwar irgendwie niedlich aussah, das man aber am liebsten erwürgen würde, weil es in allen möglichen Situationen ständig dieselben Sachen vor sich hinplapperte. »Kann ich sonst noch irgendetwas für Sie tun?«

Das war ja das Problem. Diese Ausbildung wurde damals leider nicht bezahlt. Ich weiß nicht, ob es am Montag lag. Oder daran, dass Frau Müller eine beschissene Nacht gehabt hatte und ihren Job hasste. Oder ob es Frau Müllers mangelnde Fähigkeit zur Transferleistung war, die es ihr unmöglich machte, meine Situation zu verstehen. Vielleicht war ja auch nur meine Persönlichkeit schuld daran, und sie hasste mich.

»Wissen Sie was? Lernen Sie doch zunächst einmal etwas Vernünftiges, und dann machen Sie das da, wenn Sie meinen«, war das einzige und endgültige Resümee, das Frau Müller gezogen hatte. Ich war mir nicht sicher, ob Frau Müller den Sachverhalt tatsächlich begriffen hatte. Ob sie auch begriffen hatte, dass die Rettungsassistenten und Sanitäter die Ersten sind, die an einem Notfallort eintreffen, und daher eine gute Ausbildung dringend nötig ist. Und dass auch Frau Müller in Zukunft einen Schlaganfall haben könnte und auf kompetente Rettungskräfte angewiesen wäre. Dass sie dann froh wäre um Retter, die mehr wissen als das, was in einem zweitägigen Erste-Hilfe-Kurs vermittelt werden kann. Aber Frau Müller hatte an diesem grauen Morgen wohl einfach keine Lust, sich mit einem zu beschäftigen, der Rettungsassistent werden wollte. Ernüchtert und fassungslos stand ich schließlich vor der Fassade des Arbeitsamtes, wünschte Frau Müller zur Hölle und machte mich auf den Heimweg.

Aber Frau Müller konnte mich nicht von meinem Entschluss abbringen. Die Zeit meiner Ausbildung war überwiegend geprägt von Lernerei, Entbehrungen und vielen nagelneuen Erkenntnissen. Ich stellte fest, dass ich zusätzlich zur Anwesenheit in der Schule einen großen Teil meines Privatlebens in diese Ausbildung investieren durfte. Die Zeit bis zum Staatsexamen war nämlich eigentlich für das umfangreiche Wissen, das man benötigte, viel zu kurz. Während Freunde am See lagen und in der Sonne dösten, hatte ich mein Anatomiebuch in der Hand. Einladung zur Geburtstagsfeier? Nein, ich muss noch Pharmazie lernen. Ski fahren? Geht nicht, weil … Aber was sollte das Genöle. Ich wollte schließlich kein Note-4-Rettungsassistent werden.

Das Staatsexamen hatte es durchaus in sich. Die praktische Prüfung fand irgendwann während der heißesten Sommermonate des Jahres 1996 in einem Klinikum einer deutschen Großstadt statt und kostete jeden der Kandidaten mindestens drei Liter Angstschweiß. Helmut Berger und noch einige andere saßen zusammen mit mir vor dem Prüfungsraum im fünften Stock und inhalierten Nikotin, was das Zeug hielt. Dann war es so weit. »Herr Berger bitte. Und Herr Str...zoda. Entschuldigung, wie spricht man das aus?« Immer stolpern alle über meinen Namen. »Das Z ist stumm, du Idiot!«, dachte ich. Dass mein Gegenüber das nicht wissen konnte, verpuffte in der Mittagshitze und meiner Nervosität.

Weiß wie die frisch gestrichene Wand betraten wir beide den Raum. Einer der Prüfer, bei denen Fettleibigkeit offenbar nicht als Krankheit galt, sondern eine Berufsvoraussetzung darstellte, bot uns ein Glas Wasser an. Unsere erste Prüfung endete letztlich in einem Desaster. Helmut Berger stolperte beim Versuch, die Vakuummatratze anzuformen, die den am Rücken verletzten Mimen sicher hätte ruhigstellen sollen. Nachdem der Mime darauf gebettet worden war, hätten wir dazu die Luft aus der Matratze absaugen müssen, und Tausende winzige Kügelchen hätten sich dann perfekt an den Körper angepasst wie eine Gipsschale. Die Ecke der Matratze stand aber blöderweise zu weit nach vorne und ließ Helmut alt aussehen. Er fädelte beim Versuch, die Matratze zu umlaufen, mit dem linken Fuß unter dem orangefarbenen Gebilde ein und drehte sich zur Hälfte um die eigene Achse. Ich beobachtete das alles wie in Zeitlupe. Ich sah, wie sein Blick in meine Richtung ging, konnte aber nicht helfen. Helmut blieb dann mit der rechten Hand am Absauggerät hängen, renkte sich noch den Daumen aus und klatschte auf den Industrieteppichboden. Klassisch versiebt. Die Prüfung war für ihn gelaufen. Und für mich zunächst auch – ich musste einige Runden später wiederholen.

Eine Prüfungsgruppe später gab es den nächsten Eklat. Auch Lea Noss fiel zunächst aus, weil sie zu hecheln anfing wie ein Hund im Sommer. Eine stressinduzierte Hyperventilation. Und wie es sich für eine reale Notfallsituation inmitten dieses Prüfungsszenarios gehörte, taten wir Prüflinge alle dasselbe: nämlich nichts. Wir standen wie angewurzelt da, guckten wie vakuumierte Monchhichis und waren zu keiner vernünftigen Reaktion fähig. Einer der Prüfer half dann mit einer Mülltüte aus weißem Plastik und beendete das Drama. Lea Noss bestand, und ich bekam eine halbe Stunde nach ihr meine zweite Chance.

Mein nächster Prüfungspartner wurde wegen seines Nachnamens von allen nur »Leuchti« genannt. Ich war zwar immer noch nervös, aber eigentlich bestens auf die meisten Fälle vorbereitet. Den Wiederbelebungs-Algorithmus beherrschten wir im Schlaf. Der Schweiß brach erst aus, als wir vor dem Prüfungszimmer standen und die Ausrüstung betrachteten, die uns zur Verfügung stehen sollte. Es handelte sich dabei nicht um einen Erwachsenenkoffer, wie wir das eigentlich erwartet hatten, sondern um eine Notfallausrüstung für Babys. Nicht, dass wir die Babyreanimation zu wenig trainiert hätten. Wir hatten nur nicht damit gerechnet. Das ist vergleichbar mit einem Vorstellungsgespräch: Sie bereiten sich halbherzig auf Fragen vor, mit denen Sie aber irgendwie doch nicht rechnen. Sobald dann eine entsprechende Frage gestellt wird, werden Sie unsicher. Der Schweißfleck unter Ihren Achseln vergrößert sich unübersehbar. Und plötzlich ist sie da – die Metalldose im Hals. Der Personaler möchte zwar wissen, welche Ihre drei größten Stärken oder Schwächen sind. Aber er fragt auch danach, weshalb Sie eigentlich noch immer keinen Job gefunden haben, und interessiert sich dafür, ob Sie auch alles über Ihre zukünftige Firma und die Quartalszahlen der letzten zehn Jahre wissen. Bei dieser Prüfung wurde mir eine der Lehren zuteil, die ich auch für mein späteres Rettungsassistentenleben bestens verwenden konnte: Erwarte das Beste, aber rüste dich für das Schlimmste.

»Meine Herren, Sie werden zu einem unklaren Kindernotfall gerufen. Tun Sie etwas.« Der Prüfer zog einen Mundwinkel dezent nach oben. »Jetzt mache ich euch fertig«, stand ihm deutlich sichtbar ins bartstoppelige Gesicht geschrieben. Eine junge Mimin hielt das kleine, mit einem hellblauen Body bekleidete Ding aus Plastik im Arm. Sie schrie, als wäre ihr gerade der Gashebel ihres Motorbootes abgebrochen, und das Geschoss steuerte ungebremst auf die Niagarafälle zu. Zuerst musste also die hysterische Darstellerin davon überzeugt werden, dass nur wir in diesem Moment das Beste für ihr Kind waren. Ich redete auf sie ein wie auf einen kranken Hund. Nach kurzer Zeit drückte sie mir endlich die Plastikpuppe in die Hand.

Body aufreißen, EKG-Elektroden dran, Beatmungsbeutel mit der Maske der Minigröße »Doppelnull« und Sauerstoff. Beatmungsfilter vergessen – Scheiße. Herzdruckmassage beginnen, einen Fingerbreit unterhalb der Linie, die beide Brustwarzen miteinander verbindet – der Intermammilarlinie. Ach ja – Säuglinge kühlen unwahrscheinlich schnell aus. Schnell den Wärmeerhalt mittels einer Decke anlegen und das speziell für Säuglinge gebaute Absauggerät bereitstellen. Nicht zu vergessen: das Buch aus dem Regal, auf das wir den Säugling legen mussten, um die perfekte, im Gegensatz zu einem Erwachsenen ganz leicht überstreckte Kopfposition zur optimalen Beatmung zu erhalten. Ich teilte dem Prüfer noch mit, dass ich den Notarzt nachalarmieren würde. Er nickte.

»Was können Sie beide jetzt noch Sinnvolles unternehmen?« Der Prüfer hatte die Lippen gespitzt und fixierte irgendetwas auf seinem Block, den er während unseres simulierten Einsatzes vollgekritzelt hatte. Leuchti brachte nur ein bedeutungsvolles »hmmm« hervor. Unsicherheit machte sich breit. Es war doch bisher ganz gut gelaufen. Was konnten wir nur vergessen haben?

»Danke. Das war's«, meinte der Prüfer dann lächelnd und schickte uns fort, ohne uns noch eines Blickes zu würdigen.

Leuchti und mir war elend zumute. Wir waren uns sicher, dass wir es vergeigt hatten. Als uns die Kommission schließlich hineinzitierte, teilte uns einer der Ärzte mit, dass wir es geschafft hätten. Ich grinste debil und hörte den »herzlichen Glückwunsch« nicht, der im Rausch meiner Glückseligkeit einfach unterging. Prüfling Strzoda hatte bestanden.

Sechs Wochen später lag meine »Pappe« in meinem Briefkasten – die Urkunde und die Legitimation zum Führen der Berufsbezeichnung »Rettungsassistent«. Das eigentliche Lernen fürs Retterleben konnte somit endlich beginnen.

Als frischgebackener Rettungsassistent stand ich im Jahr 1996 also auf einmal mitten im Berufsleben, hatte keinen Plan und war verantwortlich für die Kranken, die mir täglich begegneten. Eine frühe Patientin war Frau Schmidt. Zusammen mit einem ebenfalls unerfahrenen Zivi wurde ich mit ihrem Krankentransport beauftragt und sollte sie in die interne Abteilung des Krankenhauses in unserem Ort befördern. Frau Schmidt hatte drückende Brustschmerzen, die sich über die rechte Brustkorbseite bis in den Rücken zogen. Eine Einweisung eines niedergelassenen Arztes lag vor. Ich las etwas über eine Facettenarthrose – eine schleichende Abnutzung der kleinen Zwischenwirbelgelenke, die zu Rückenschmerzen und Muskelverspannungen führen kann. Frau Schmidt war angekleidet, hatte alles Nötige gepackt und klagte, dass sie die Schmerzen bereits seit den frühen Morgenstunden habe. Ich bat sie, sich nochmals zu entkleiden, da ich gerne ein EKG schreiben wollte. Die automatische Diagnose auf dem rosafarbenen Streifen

hieß: ***VERDACHT AUF AKUTEN HERZINFARKT*** –
UNBESTAETIGT. Allerdings konnte ich dank der vor-
züglichen Ausbildung meiner damaligen Rettungsdienst-
schule mit den tollen Linien auf buntem Papier absolut
nichts anfangen. Sie sahen hübsch aus, sagten mir aber gar
nichts. Man hatte mir auch während meiner Ausbildung oft
genug geraten, dieses Geschreibe am besten zu ignorieren.
Schließlich würden sich diese dummen Geräte ständig irren.
Und »unbestätigt« hieß sowieso erst mal gar nichts. Dass
das Gerät damit lediglich darauf hinwies, dass diese Verdachtsdiagnose durch medizinisches Fachpersonal »bestä-
tigt« werden sollte, war mir nicht klar. Ich entschloss mich
also, dem Ding keinerlei Beachtung zu schenken, ließ die
Dame sechs Stockwerke zu Fuß nach unten laufen und kas-
sierte in der Krankenhausambulanz den monumentalsten
Generalanschiss meines noch jungen Retterlebens. Ob ich
den Patienten umbringen wolle, nicht alle Latten am Zaun
hätte oder betrunken sei, waren noch die freundlichsten
Sätze, die mir der internistische Assistenzarzt zurief. Und
das völlig zu Recht.

Ich nahm mir meine miese Leistung zu Herzen und
brachte mir in der Folge das bei, was die Rettungsdienst-
schule versäumt hatte – die Interpretation eines Elektrokar-
diogramms über die Basisrhythmen hinaus. So etwas sollte
mir nicht noch einmal passieren.

Heute schreiben wir das Jahr 2012. Ich gehöre jetzt zu
den »alten Hasen«, gebe mein Wissen an andere weiter
und versuche, ihnen die Fehler zu ersparen, die ich zielsi-
cher und voller Elan begangen habe. Meine Erkenntnis, dass
jeder selbst für sein eigenes Fortkommen und Besserwer-
den verantwortlich ist, kam rechtzeitig. Niemand sollte sich
auf die Qualität der Ausbildung einer Rettungsdienstschu-
le verlassen und auf seinem Wissensstand stehen bleiben.

Know-how rettet in diesem Job Leben. Halbwissen ist und bleibt gefährlich.

Hinter dem Berufsstand des Rettungsassistenten, so wie ich einer bin, verbirgt sich eine zweijährige Ausbildung, die mittlerweile alle Bereiche der Notfallmedizin umschließt. Nach Bestehen des begehrten Staatsexamens und dem praktischen Ausbildungsjahr darf sich der Kandidat mit der Berufsbezeichnung »Rettungsassistent« oder »Rettungsassistentin« schmücken. Und somit stehen ihm alle Möglichkeiten im Rettungsdienst offen. Er darf nun – im Gegensatz zum Rettungssanitäter, der lediglich eine dreimonatige Ausbildung genossen hat – Notfallpatienten betreuen und invasive Maßnahmen ergreifen. Dazu gehören das Legen venöser Zugänge und das Einführen eines Beatmungsschlauches in die Luftröhre, auch Intubation genannt. Auch darf er nun ärztliche Maßnahmen insbesondere bei einer akuten Lebensgefahr durchführen und Medikamente anwenden.

In den letzten 20 Jahren hat sich hier einiges entscheidend verbessert, da die Qualitätsansprüche unserer Gesellschaft extrem gestiegen sind. Zu Beginn meiner Tätigkeit hätte mir erheblicher arbeitsrechtlicher Ärger gedroht, wenn ich einem Patienten einen venösen Zugang gelegt, Blut abgenommen und ihm Natriumchlorid-Lösung verabreicht hätte, heutzutage wird dies selbstverständlich erwartet. Auch müssen wir in der Lage sein, eine kompetente EKG-Diagnostik durchzuführen, zu defibrillieren und zu intubieren oder einen Katheter in einer Harnblase zu platzieren. Und zwar um 17 Uhr, um zwölf Uhr oder um drei Uhr früh. Die Zeiten, in denen wir Rettungsassistenten als bessere Taxifahrer mit einer »Bahre« fungierten, sind längst vorbei.

Dass wir Retter größte qualitative Fortschritte gemacht haben, ist jedoch noch nicht bis in alle Gesellschaftsschichten durchgedrungen. Gelegentlich werden uns nach wie vor ganz witzige Berufstitel zuteil, die die absolute Unwissenheit der Bevölkerung und auch die Ignoranz bezüglich medizinischer Assistenzberufe aufzeigen. Aber auch Ärzte greifen hier gelegentlich in die Wortschöpfungskiste für Berufsbezeichnungen. Beim Doktor in einer niedergelassenen Arztpraxis waren wir nur »die Träger«, die gleich die »Bahre« holen würden. Ich wies den Doktor dezent darauf hin, dass nur Leichen »aufgebahrt« würden. Eine Krankenschwester sagte einmal zum Patienten, dass seine »Krankenfahrer« jetzt da seien. Eine Stationsschwester teilte dem Patienten mit, seine »Taximänner« seien eingetroffen. Ich fragte den Mann daraufhin, ob die »Urinkellnerin« denn schon seine Papiere vorbereitet habe, damit das »Taxi« baldmöglichst ablegen könne. Der Herr fand das lustig, die Krankenschwester allerdings nicht.

Die Berufsbezeichnung trägt sicherlich zu diesem Unverständnis einen großen Teil bei. Was assoziieren Sie mit dem Begriff »Rettungsassistent«, sofern Ihnen diese Bezeichnung überhaupt geläufig ist? Dass dieser der Assistent des wesentlich niedriger qualifizierten Sanitäters ist? Oder dass er bei der Rettung assistieren darf? Wenn sich unsere Berufsgruppe irgendwann als »Fachkraft für Rettungsmedizin« oder »Rettungsmeister« bezeichnen darf, werden eventuelle Zweifel an der Qualifizierung hoffentlich ausgeräumt werden.

Würde ich den Beruf »Rettungsassistent« noch einmal ergreifen, wenn ich vor die Entscheidung gestellt würde? Diese Frage kann ich nicht so ohne Weiteres beantworten. Familienfeindlicher Schichtdienst und schwere gesundheitliche Belastungsmomente durch ständige Wechselschicht machen mir ebenso zu schaffen wie die permanente Konfrontation mit Tod und Zerstörung. Dazu gesellt sich die in unserem Gesundheitssystem übliche nicht wertschätzende Bezahlung.

Wer im Rettungsdienst tätig ist, muss ein dickeres Fell besitzen als andere. Den Menschen passieren schlimme Dinge. Unverschuldet werden sie aus dem Leben gerissen, verstümmelt oder verletzt, bringen sich selbst oder jemand anderen um. Und wir kommen oft zu spät. Aber ab und zu gelingt es uns doch, in letzter Sekunde am richtigen Ort zu sein und Leben zu retten oder einfach nur eine Hand zu halten und tröstenden Zuspruch dort anzubringen, wo er gebraucht wird. »Carpe diem« bekommt im Rettungsdienst eine völlig neue Bedeutung. Je mehr Sie durch das Schlüsselloch spähen und in die Abgründe unserer Gesellschaft blicken können, desto bewusster bestreiten Sie Ihr eigenes Leben.

Jeder wählt seinen Beruf selbst aus, und jeder zieht das aus dem Beruf, was ihn über Jahre und Jahrzehnte darin am Leben hält. Natürlich gibt es auch lustige Momente, die manchmal durch Patienten oder deren Angehörige verursacht werden. Es gibt aber auch einige Retter und Ärzte, die mir meinen Alltag zusätzlich versüßt haben.

So nahm es einer unserer ehemaligen Notärzte namens Mario mit der Treue in seinem Eheleben nicht so genau. Mario bestellte sich während seiner Nachtdienste gerne hübsche Mädchen in die Wache ein, die ihn über den Stress und die Verantwortung eines Notarztes »hinwegtrösteten«. Teilweise gaben diese sich die Türklinken in die Hand. Darüber mag man jetzt denken, was man möchte. Es kam aber in der Folge zu einer formidabel heilsamen Situation.

Mario hatte eines Nachts wieder Notarztdienst. Eine Dame hatte erst zehn Minuten zuvor die Wache verlassen, da schellte es erneut an der Tür.

»Kann ich Mario sprechen?«, säuselte das hohe Stimmchen in die Sprechanlage hinein.

»Sprechen? Klar ... kommen Sie herein. Mario erwartet Sie oben«, antwortete ich und schickte das Püppchen in Richtung des Notarztzimmers.

Mario kam daraufhin herunter und bat meinen Kollegen, ihn zu verleugnen, falls seine Frau anrufen und nach ihm verlangen sollte. Der Kollege nickte, sagte nichts und setzte sich auf die Couch. Nach 30 Minuten klingelte tatsächlich das Telefon. Als mein Kollege abhob, war Marios Frau am Apparat, die etwas über den Verbleib ihres Mannes wissen wollte. Mario war derweil oben hörbar zugange und »schwer beschäftigt«.

»Rettungswache, Böhnisch.«

»Hier ist Maike Hahn. Kann ich bitte meinen Mann sprechen?«

»Hallo, Frau Hahn. Ihr Mann ist gerade schwer im Einsatz. Er sagte aber, Sie möchten doch bitte einfach vorbeikommen.«

Klack. Frau Hahn hatte aufgelegt und war vermutlich zwei Minuten später in ihrem Wagen auf dem Weg zu uns. Irgendwann bremste ein Auto im Hof unserer Wache. Frau Hahn stieg aus, und wir ließen sie bereitwillig herein. Was sich im Folgenden abspielte, können Sie sich nicht einmal in Ihren kühnsten Träumen vorstellen. Man hörte Türenknallen und spitzes Geschrei. Sachen flogen, wir vernahmen das eindeutige Klackern der Stöckelschuhe des Püppchens, die zügigen Schrittes die Treppe hinunterlief, die Wache mit verschmiertem Makeup verließ und dort nie mehr gesehen wurde. Auch Frau Hahn stürzte wenig später aus der Wache und wirkte dabei, als wolle sie gleich jemanden umbringen. Notarzt Mario aber war davon geheilt, seinen Escortservice ausgerechnet in den hintersten Räumen einer Rettungswache zu beanspruchen.

Und wir hatten wieder einmal unseren Spaß – so wie in einigen der nachfolgenden Geschichten, die ich rund um den Rettungsdienst erlebt habe.

Steigen Sie also ein, lehnen Sie sich zurück, und fahren Sie mit. Begeben Sie sich mit mir und meinem Kollegen Lenny in einem Rettungswagen auf Einsatzfahrt, und erleben Sie Geschichten, die das Leben geschrieben hat – oder der Tod. Irgendwo in Deutschland.

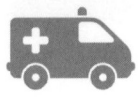

Der Herr der Ringe

Der Geschlechtsakt an sich kann eine außerordentlich gefährliche Angelegenheit sein. Das weiß man nicht erst, seit Dieter Bohlen sich an seinen Schreibtisch geklemmt und einen Schmöker über sein Privatleben inklusive »Penisbruch« verfasst hat. Geschichten über übelste Sex-Szenarien, die man als Rettungsassistent erlebt, gibt es wie Eis in der Arktis. Da war zum Beispiel der Mann, der onanierend vor seinem Fernseher gestorben war, weil er währenddessen einen Herzstillstand infolge eines Infarktes erlitten hatte. Oder der junge Typ, der behauptet hatte, er wäre nackt durch die Wohnung gelaufen, gestolpert und rein zufällig mit seinem Hinterteil auf die in der Couchritze steckende Flasche gestürzt – welche er nun aufgrund des Unterdrucks nicht mehr herausbekam. Das ist ungefähr so, als würde man versuchen, mit hoher Geschwindigkeit und einem Fallschirm aus großer Höhe auf einer Briefmarke zu landen. Und schließlich gibt es tatsächlich Menschen, die ihren Staubsauger vögeln und sich daraus ein Erlebnis der besonderen Art erhoffen.

Derartige Geschichten sind im Rettungsdienst nicht so häufig wie zum Beispiel ein Herzinfarkt, kommen aber trotzdem ab und an vor. Zum Beispiel während einer meiner Nachtschichten. Das Gepiepse und die Vibration des zigarettenschachtelgroßen schwarzen Alarmempfängers schreckten Lennart und mich auf. Die Leuchtdiode am Gerät blinkte im Takt, bis ich auf einen Knopf drückte, der hinter einer abgenudelten blassroten Randgummierung lag. Ich notierte den Einsatz auf einem Schmierzettel, den ich anschließend nicht mehr wiederfand – glücklicherweise erst nachdem Lennart die Daten ins Navi eingegeben hatte. Ein Pärchen in Not. Kurze Zeit später befand ich mich mit meinem Rettungswagen, im Rettungsdienst auch kurz RTW genannt, und Lennart auf dem Fahrersitz auf dem Weg zum Unglücksort.

Mit Lennart Strasser, den alle nur Lenny nennen, verbringe ich übrigens die meisten meiner Dienste im Rettungswagen. Lennarts raue Stimme sticht überall hervor wie ein Wolf aus einer Herde Schafe. Seinen ehemaligen Job als Groß- und Außenhandelskaufmann hatte er schon lange vor meinem Start im Rettungsdienst an den Nagel gehängt. Als überaus herzlichem Menschen liegt ihm das Retten wesentlich besser als das Bequatschen ahnungsloser Kunden, denen er eine Spülmaschine andrehen soll. Einen offeneren und direkteren Kollegen als Lenny gibt es nicht. Auch deswegen passen wir gut zusammen. Lennarts einziger Fehler ist, dass er sich nie das Rauchen abgewöhnen konnte. Nach einjähriger Phase ohne Glimmstängel brach sein Durchhaltevermögen jämmerlich ein. Lennart fing zunächst an, sich nach einem Dienst mit einem schmackhaften Zigarillo zu belohnen. Diese vereinzelte Aktion mutierte bald erneut zur Sucht – der Zigarillo hatte die Zigarette abgelöst. Gleich schädlich für den Raucher, aber dafür noch lästiger für das Umfeld.

Ein zarter Duft von Paco Rabanne umspülte das Mädchen, das in einem fast durchsichtigen Negligé vor uns stand und ängstlich durch den Türspalt guckte.

»Ja?«

»Rettungsdienst, guten Morgen.«

»Ich muss mir schnell was anziehen«, meinte die junge Dame und schloss die Tür. Keine halbe Minute später hatte sich das Mädchen einen gelb-blau gestreiften Wickelrock umgebunden und bat uns herein.

»Sind Sie die Patientin?«

»Nein. Mein Freund ...«

»Und wo ist Ihr Freund?« Das Mädchen war offenbar jemand, dem man jede Kleinigkeit aus dem Näschen ziehen musste.

»Der liegt im Schlafzimmer.«

»Und was ist passiert?«

»Wir haben da ein etwas blödes Problem – beziehungsweise mein Freund. Aber sehen Sie sich das bitte selbst an ...«

Der junge Typ guckte betreten, als Lenny und ich bepackt mit Notfallrucksack und Defibrillator um die Ecke traten. Sämtliche Farbe war aus seinem Gesicht gewichen. Er war unbekleidet und hatte nur ein nasses Badetuch über seinen Genitalbereich gelegt.

»Sie sehen aber gar nicht gut aus«, begann ich, »ist Ihnen nicht gut? Und wozu das Handtuch?«

»Zur Kühlung«, antwortete der Typ und zog es zur Seite.

»Ach du Scheiße.« Lennys Augen weiteten sich, als er das gequälte Gemächt des Mannes erblickte.

»Und das da sieht auch nicht gut aus«, fuhr ich fort und schüttelte den Kopf. Das, was meine Augen da sahen, hatte ich mir bisher nicht vorstellen können. Weil die Männlichkeit des Typen offenbar nicht ausgereicht hatte, als er seine Freundin beglücken wollte, hatte er einen Penisring benutzt. Falls Sie nicht wissen, wozu man so etwas braucht: Der Piepel bleibt mithilfe des Rings länger in der Form, die man beim Sex nun mal zwingend benötigt, weil der übergezogene Ring das Blut staut. Wenn dieser Ring aber zu lange dranbleibt oder zu eng ist, tritt derselbe Effekt ein, wie es bei einem jahrelang getragenen Ehering der Fall ist: Das, was drinsteckt, bleibt auch drin.

Das Geschlechtsteil schimmerte rot-violett und war angeschwollen wie eine Lyoner. Die Eichel schien doppelt so dick zu sein, wie dies normalerweise der Fall ist. Spiegelneuronen sind fies. Kennen Sie das Gefühl, wenn jemandem im Fernsehen der Arm abgesägt wird? Sie spüren förmlich, wie die Säge in Ihren eigenen Muskel eindringt. Sie können sich also vorstellen, wie es uns beim unerfreulichen Anblick des Geschlechtsteils des Mannes erging … Aua.

Ich hatte kurz überlegt, die Feuerwehr nachzufordern und den Ring einfach runterschneiden zu lassen. Die Jungs hätten sicher auch ihren Spaß gehabt. Aber der Typ musste auf jeden Fall zur Untersuchung ins Krankenhaus, weil er sich seinen Pillermann verletzt haben konnte.

»Wir können leider nicht viel für Sie tun«, sagte ich zu dem Mann, »Sie müssen ins Krankenhaus.« Dann gab ich ihm einen in ein Handtuch gewickelten chemischen Kühlakku aus unserem Notfallrucksack. Der Kühlakku enthält eine Chemikalie, die sich beim Freisetzen mit einer zweiten Chemikalie verbindet. Sie kennen das sicher von den Handwärmern, bei denen man ein Metallplättchen knickt und die sich dann durch eine chemische Reaktion erwärmen – nur dass der Kühlakku ordentlich Kälte abgibt.

Das Mädchen holte nun einen Bademantel und legte ihn dem armen Kerl um. Breitbeinig wie Lucky Luke schlich er mit der Geschwindigkeit einer Teermaschine in Richtung Trage.

Sicher können Sie sich die Gesichter der Krankenschwestern in der Notaufnahme vorstellen, als wir hereinkamen …

»Das ist mir alles wirklich peinlich«, winselte der Typ, als wir uns verabschieden wollten. In Anbetracht all der gut aussehenden Krankenschwestern in unserer Notaufnahme durfte ihm das auch unangenehm sein.

»Nein … machen Sie sich doch nichts daraus. Das kann doch mal passieren«, heuchelte Lenny Verständnis, das ihm jedoch niemand abnahm.

»Fürs nächste Mal wünsche ich Hals- und Beinbruch«, rief ich noch und verließ die Notaufnahme. Der Mann hatte Glück und kam ohne bleibende Schäden davon. Und wir waren wieder um eine Sexunfallgeschichte reicher, die wir die nächsten 15 Jahre bei Grill- und Kneipenabenden mit Freunden zum Besten geben konnten.

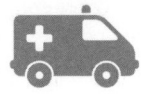

Sanitäterfrühling

An 365 Tagen im Jahr ist das Fahrzeug besetzt, das einen ehemaligen Medizinstudenten im Einsatzfall mit Blaulicht und Martinshorn zum Ort des Notfallgeschehens transportiert. Das Notarzteinsatzfahrzeug ist mit 119 Pferdestärken sowie einem Haufen medizinischer Raffinessen ausgestattet. Der Fahrer ist ein Rettungsassistent, der in der Regel mit dem Notarzt ausrückt, wenn höchste Lebensgefahr besteht und invasive Maßnahmen erforderlich sind. Der Arzt sollte neben der Intubation und Narkoseführung auch das Legen einer Thoraxdrainage oder das Wiedereinrenken von Gelenken unter Schmerzmittelgabe beherrschen. Der Rettungsassistent hat das ebenfalls drauf – er darf derartige Maßnahmen in der Regel nur leider nicht allein durchführen. Eine Ausnahme stellt der Fall dar, wenn kein Arzt erreichbar ist und der Patient in akuter Lebensgefahr schwebt.

Freitag, 16. August. An diesem Tag war ich der oben beschriebene Fahrer des Notarztes und gerade im Begriff, mir in der Wache eine Suppe zu kochen. Mittagessen. Wir hatten bis kurz vor Mittag noch keinen einzigen Einsatz gehabt. Bis dahin versprach es, ein entspannter Tag zu werden. Doch wie so oft war es auch diesmal: Ich hatte meinen Gedanken an eine ruhige Schicht noch nicht ganz zu Ende gedacht, da ertönte der Alarmempfänger. Aller gegensätzlichen Annahmen zum Trotz war es offenbar doch möglich, Einsätze »herbeizudenken«.

Unter Rettern kursieren viele Mythen zum Thema »Einsatzhäufigkeit« und wann diese Einsätze genau eintreffen. Der eine Retter meint, ihn würde es immer dann besonders hart treffen, wenn seit mehreren Stunden kein Einsatz stattgefunden hatte. Ein anderer Retter sagt, ihn treffe es überhaupt nicht, denn er sei die Einsatzbremse schlechthin. Mein Kollege André gab sich selbst den Spitznamen »Mr Pestilence«, weil extrem grausame Einsätze komischerweise immer ihm zufielen. Nicht, dass »Mr Pestilence« dies gewollt hätte, aber die Statistik sprach tatsächlich für Andrés Theorie, schreckliche Einsätze anzuziehen wie ein Magnetfeld einen Eisennagel. Ein Phänomen, für das mir nach wie vor jegliche Erklärung fehlt.

Der junge Notarzt Erwin nahm seine Jacke. Er war gerade dabei, sich auf seine chirurgische Facharztprüfung vorzubereiten. Auf dem Weg ins Fahrzeug konstatierte er, dass es jetzt ohnehin schon viel zu lange ruhig gewesen sei. »Medizinerlogik« nennt man diese Art, sein Einsatzschicksal zu beschreiben.

André und Lenny besetzten an diesem Tag den Rettungswagen. Wie auch wir waren die beiden unterwegs zum Einsatz. Als ich nebenbei erwähnte, dass der »Unglücksmagnet« André mit von der Partie sei, wuchs das Unbehagen bei Erwin beträchtlich. Die Einsatzmeldung passte ebenfalls. »Schwerer Verkehrsunfall mit Motorradbeteiligung auf einer Landstraße« in der Nähe unserer Rettungswache. Nähere Informationen bekamen wir zunächst nicht. Erwin und ich hatten während der Anfahrt keine Rückmeldung gehört. Ein schlechtes Zeichen. Nur wenn genügend Zeit und der Einsatz nicht dringlich war, gab die Besatzung vor Ort eine Lagemeldung an die Leitstelle ab. In diesem Fall war die Lage also ernst.

Das illegale Straßenrennen der Biker fand kurz vor Erreichen des Ortes, in dem sich unsere Rettungswache befand, ein abruptes Ende. Der Bauer hatte sie nicht kommen sehen. Er hatte versucht, mit seinem Traktor und den beiden mit Getreide beladenen grünen Anhängern nach links auf ein Feld abzubiegen und hatte die pfeilschnellen Maschinen nicht gehört, bis die Kollision erfolgte. Ein Biker schlug von hinten mit hoher Geschwindigkeit in den zweiten Anhänger ein. Das Gewicht des Anhängers war aber so groß, dass dieser wie festbetoniert stehen blieb. Eine Viertelsekunde später zerschellte der Körper des anderen Bikers am Traktor des Bauern. Dieser konnte nichts tun, um den Aufprall zu verhindern, so gerne er es wahrscheinlich gewollt hätte. Ein kurzer Ruck ging durch den Traktor, dann war da das Zischen kaputter Motoren und ausströmender Kühlflüssigkeit. Motorenöl ergoss sich über die Straße und blubberte ins Erdreich.

Zwei Autos hielten an der Unfallstelle. Die Fahrer stiegen aus und verharrten einige Sekunden lang reglos an der Fahrertür. Niemand sagte etwas. Ein Zeuge des Unfalls hatte sein Handy in der Hand und wählte die 112.

Der Alarm erreichte uns um 11.59 Uhr. Zehn Minuten nach dem Alarm lag die Einsatzstelle in Sichtweite. Ich übermittelte meine Lagemeldung an die Rettungsleitstelle: »Leitstelle von 1/82/1, drei beteiligte Fahrzeuge und drei Personen. Davon zwei Schwerverletzte und ein Patient mit Schock. Wir brauchen einen Helikopter und einen zweiten Rettungswagen.«

»1/82/1, alles klar. Ich schicke euch Hilfe.«

»Ergänze: eine laufende Reanimation.« Einen zweiten Hubschrauber konnten wir uns sparen. Eine traumatologische Reanimation dieses Grades war ziemlich aussichtslos.

»1/82/1, verstanden«, schloss die Leitstelle. Eine Folge an Selektivruftönen rief eine Kaskade an Rettungsmitteln zum Einsatz. Auf- und abschwellende Sirenen alarmierten die Feuerwehren der umliegenden Gemeinden.

Lenny und André versuchten derweil, den einen Biker wiederzubeleben. Zunächst die Sicherung der Atemwege durch einen Beatmungsschlauch in der Luftröhre, die en- dotracheale Intubation. Die Intubation war zwar geglückt, jedoch saugte Lenny Blut aus dem Tubus ab. Der Biker hatte offenbar schwerste innere Verletzungen.

»Wir legen zwei Thoraxdrainagen«, meinte Erwin zu Len- ny. Mittels der Drainagen konnten Zugangsmöglichkeiten in den Brustkorb des Mannes geschaffen werden. Hierzu wur- de ein zweiteiliges chirurgisches Instrument namens Trokar verwendet, das mich entfernt an eine Stricknadel erinnerte. Erwin benötigte nicht lange, die Drainagen lagen sicher und förderten leider wiederum eine Menge Blut nach außen, was wir schon befürchtet hatten. Der Kreislauf stabilisierte sich nicht.

Ich kam nicht gut an den anderen Biker heran, dessen Körper mit dem Traktor verschmolzen zu sein schien. Der schwarze Lederanzug glänzte in der Sonne, nur ein Arm hing herab und war frei zugänglich. Ich tastete den Puls am Handgelenk und erwartete nichts.

»Der is' tot, oder?«, fragte ein Zeuge und trat zu mir. »Ich hab's gesehen.«

»Sie haben den Aufprall gesehen?«

»Ja.«

»Was ist passiert?«

»Die beiden haben sich ein Rennen geliefert. Waren un- glaublich schnell. Unglaublich … schnell.«

»Und dann?«

»Sind wie aus dem Nichts aufgetaucht, und dann hat's geknallt. Dann sind beide in das Ding eingeschlagen. Der hat nicht geblinkt beim Abbiegen. Ich hab's von hinten gesehen.«

Der Bauer stand derweil mit eingefrorener Miene am Straßenrand und beobachtete die Rettungsaktion. Schweiß- perlen rannen ihm von der Stirn. Er zitterte, rang nach Fas- sung. Sein Blick ruhte zunächst auf dem Biker, der gerade wiederbelebt wurde, dann auf dem zweiten, dem eingeklemmten Motorradfahrer. »Was wird jetzt werden?«, dachte der Bauer vermutlich in diesem Moment. Ich konnte dem Bauern nicht helfen.

Zu meiner Überraschung tastete ich einen normalen und kräftigen Puls am Handgelenk des Bikers in der Zugmaschine. Er sah aus, als hätte man ihn in perfekter Klappmesserstellung hineinzementiert.

»Er lebt noch«, erwiderte ich auf die erste Frage des Zeugen.

»Unglaublich.«

Ich legte dem Biker einen Zugang und wartete. In weiter Entfernung hörte ich das Martinshorn der Feuerwehr. Endlich. Der Duft von Gras und Bäumen vermischte sich mit dem Gestank geplatzter Motoren.

Der Feuerwehrkommandant staunte nicht schlecht, als ich ihm vom Zustand des Motorradfahrers berichtete, und dass dieser noch leben würde. Er wies seine Truppe sofort an, mit der Rettung des Mannes zu beginnen. Zwei Männer griffen sich den Spreizer und legten am Traktor an, der unter Knirschen und Krachen auseinanderbog und immer mehr vom Biker freigab.

Nach fünf weiteren Minuten Untätigkeit meinerseits war der Mann befreit. Die Feuerwehrleute legten ihn ins Gras neben die Landstraße. Seine Schutzreflexe waren erloschen, aber ich war vorbereitet. Ich stellte einen Absauger bereit, intubierte den Motorradfahrer und legte ihm einen weiteren großvolumigen Zugang, um den Blutverlust auszugleichen. Meine Rettungsschere glitt durch den Motorradanzug wie eine Hand durch Wasser. Auf der anderen Straßenseite hatte sich mittlerweile ein Pulk Menschen angesammelt. Eine alte Frau mit Kopftuch bekreuzigte sich.

Als ich zum ersten Biker hinübersah, deckten sie ihn gerade zu. Das Tuch flatterte im Wind. Nur ein Arm war noch zu sehen, der nicht unter dem Laken bleiben wollte. André stand reglos da und blickte ins Nichts.

Nun hielt der nachgeforderte Rettungswagen neben mir. Micha und Petra stiegen aus.

»Thoraxdrainage?«, fragte Micha.

»Ja. Ich warte nur auf Erwin. Hab schon alles vorbereitet. Er hat einen guten Kreislauf.«

»Alles klar. Ich kümmer mich um den Bauern. Wenn du mich brauchst, ruf mich.«

Erwin kniete sich neben den Biker und platzierte auch diese Thoraxdrainage perfekt im Brustkorb des Mannes. Der Absauger förderte eine Menge Blut zutage. Zu viel, um zu überleben, dachte ich und hörte das entfernte Klopfen des Helikopters, einer zitronengelben BK 117 mit der schwarzen Aufschrift »Notarzt – Rettungshubschrauber«.

Er ging direkt neben uns auf der Landstraße herunter und wehte Kieselsteinchen, Äste und Staub in unsere Richtung. Die Menschen auf der anderen Straßenseite hielten sich Sachen vor ihr Gesicht.

»Seid ihr fertig?«, fragte der Notarzt des Hubschraubers.

»Ja, wir können.«

Der Verletzte wurde auf eine mit vielen tausend Styroporkügelchen gefüllte Vakuummatratze gelagert, die sich wie eine gegossene Schale an den Körper anpasste, sobald die Luft herausgesaugt war. Als wir den Mann in den Helikopter hineinschoben, sah ich den Bauern weinend im Gras sitzen. Micha war bei ihm, und ein Polizeibeamter stand daneben und schrieb seinen Karoblock voll.

Kurz darauf trat ich neben Lenny und betrachtete den toten Mann, dessen Hand bereits weiß und blutleer war.

»Diese Verrückten ...«

»Dieser Tag ist doch viel zu schön, um zu sterben«, meinte Lenny und zog an einem Zigarillo. »Später stehen hier dann wieder Holzkreuze. Und jedes Mal, wenn wir vorbeifahren, werden wir uns an den Einsatz erinnern.«

Schließlich packten wir unsere Sachen zusammen und verließen die Einsatzstelle in Richtung Rettungswache, wo meine Suppe längst kalt geworden war.

So begann der Sanitäterfrühling in jenem Jahr. Sehr spät, aber dafür mit einem Knall. Der Gutachter stellte später fest, dass die Biker zum Zeitpunkt des Aufschlags auf der Landstraße eine Geschwindigkeit von 150 Stundenkilometern auf dem Tacho gehabt hatten. Der Bauer, der sich schließlich auf einer Abbiegespur befand, konnte nichts dafür. Die Fahrbahnteilung konnte man bei der Geschwindigkeit durch das Visier eines Motorradhelmes natürlich nicht sehen.

Nach einiger Zeit wurden hier übrigens tatsächlich Kreuze aufgestellt, die als warnendes Beispiel dienen sollten. Thomas, 30 Jahre alt, und Manuel, 31 Jahre alt. Ein Rosenkranz hing an einem der beiden Bilder, welche die Biker in ihren schwarzen Anzügen zeigten.

»Wolltest du nicht auch mal den Motorradführerschein machen?«, hatte Lenny nach dem Einsatz in der Wache gefragt und nichts als Schweigen geerntet. Genau wie Lenny habe ich den Lappen niemals gemacht.

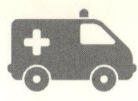

Fernsehrettung

Lenny und ich saßen eines Nachtdienstes in der Rettungswache, hatten den Fernseher angeschaltet und erfreuten
uns unseres Nudelfertiggerichtes. Zum seichten Fernseh-
entertainment des Spätprogrammes gehörten nicht nur
Krankenhausserien, sondern auch die x-ten Wiederholun-
gen der Sendung über das waghalsige Rettungsteam des
Medicopter 117, das mit actiongeladenen Szenen für Unterhaltung sorgen möchte. Lenny wollte diesen Käse auf
jeden Fall sehen, weil er die leichte Unterhaltung schätzte.
Ich akzeptierte es zähneknirschend und schob die Nudeln
in mich hinein.

Dieser ganze Serienmüll lässt in jedem Fall eines vermis-
sen: den medizinischen Realismus. Eine wesentliche Erkenntnis dieser Serie war, dass alle Rettungskräfte oder Ärzte Superhelden mit unbeschränktem medizinischen Fachwissen,
erhabener Eloquenz und magischem Charisma waren. Also
so, wie der normale Mensch niemals sein kann oder wird.

Der Zuschauer sitzt abends auf seiner Couch, hat eine
Tüte Chips vor der Nase stehen und möchte gerne unterhalten werden. Er will einfach nur bequem gaffen und in die
Abgründe unserer Gesellschaft blicken. Fatalerweise glaubt
er, dass Serien wie *Medicopter 117* hierzu das notwendige
Schlüsselloch bieten. Vorgesetzt wird dem Zuschauer aber
eine trübe Brühe aus medizinisch inkompetentem, vor Feh-
lern nur so strotzendem Gesülze und außerhalb jeglicher
Realität liegender Fälle.

In dieser *Medicopter-117*-Folge bekam ich Folgendes ser-
viert: Ein Arbeiter stürzt unter Umgehung berufsgenossen-

schaftlicher Vorschriften von einer Leiter und verletzt sich vermutlich an der Wirbelsäule.

Bereits in den ersten Minuten strahlen gestylte Ärzte und athletische Rettungsassistenten auf dem Bildschirm, die ihre teuren Autos vor der Wache parken. Möglicherweise ist mir entgangen, dass Besatzungen eines Rettungshubschraubers ein sehr viel höheres Gehalt bekommen, als ich es als bodengebundener Retter jemals erreichen könnte. Aber der Porsche im Hof hätte wirklich nicht sein müssen. Nachdem das peinliche Actionintro und die ersten Sequenzen hinter dem Zuschauer liegen, landet der Hubschrauber inmitten der Einsatzszenerie auf dem Fabrikgelände. Rettungswagen? Fehlanzeige. Dass der Rettungswagen sowie das bodengebundene Notarzteinsatzfahrzeug abgesehen von wenigen Ausnahmen grundsätzlich immer alarmiert und der Hubschrauber nur als schnelle Transportmöglichkeit dazuberufen wird, weiß offenbar niemand. Dies würde eine derartige Serie ja auch komplett überflüssig machen.

»Sie haben Glück gehabt. Ihre Wirbelsäule scheint in Ordnung, soweit ich das feststellen kann«, konstatierte die Ärztin beim aus großer Höhe herabgestürzten Patienten. Frau Doktor hat wohl den Röntgenblick aufgesetzt.

»Nur der Halswirbelbereich hat etwas abbekommen.« Die Ärztin besitzt offenbar eine für den Fernsehzuschauer unsichtbare Glaskugel, die sie zur Diagnose eingesetzt hat.

In dieser Folge werden Rettungskräfte in nicht abgesicherte Einsatzszenarien hineinbugsiert, was jedem echten Retter beim Zusehen nur die Sprache verschlagen kann. Und es kommt natürlich, wie es kommen muss: Während die Notärztin zurückläuft, um das nach der Bauarbeiterrettung zurückgelassene Equipment zu holen, stürzt sie beim Versuch, das Material über eine schmale Leiter zu erreichen, und bleibt handlungsunfähig am Fuße dieser Leiter liegen.

Irgendwann kommt der Obersanitäter dann auf die brillante Idee, die Feuerwehr zur Rettung einzuschalten. Dummerweise wird die Feuerwehr laut Leitstelle geschlagene 25 Minuten bis zum Einsatzort benötigen – zu lang für die Ärztin und fern jeglicher Realität. Bei Einsätzen mit derartigem Gefahrenpotenzial wird die Feuerwehr üblicherweise gleich mit alarmiert. Die Hilfsfrist beträgt je nach Bundesland zehn bis 15 Minuten, bis das Feuerwehrfahrzeug an der Einsatzstelle eintreffen muss. Also haben wir es auch hier mit völligem Quatsch zu tun.

Ohne Feuerwehr oder Notärztin muss der Obersanitäter selbst ran. Es gilt jetzt, die Strecke zur mittlerweile bewusstlosen Ärztin in einem möglichst kurzen Zeitraum zurückzulegen. Erschwerend kommt nun aber hinzu, dass diese Strecke aufgrund eines Defektes an einem Ventil einer Anlage plötzlich überflutet ist. Um die Ärztin zu erreichen, muss also getaucht werden. Was in der Realität die Kollegen von der Wasserwacht mit ihren Tauchern übernehmen, macht der Obersanitäter in dieser Folge völlig bereitwillig selbst. Hierzu bedient er sich einer Sauerstoffflasche, an die er eine Maske angeschlossen hat und die man im Realfall nur zur Inhalation verwenden kann. Menschen mit einer Lungenerkrankung besitzen so etwas zum Beispiel, um sich zu Hause selbst mit Sauerstoff versorgen zu können. Wenn Sie mit dieser Konstruktion in der Realität versuchen würden, unter Wasser einzuatmen, hätten Sie in nullkommanix die Lungen voller Wasser. Doch wie hätte es anders sein können, der Sanitäter schafft es natürlich und rettet die Notärztin selbstlos und heroisch aus der Gefahrensituation. Mit nur einem kleinen Schönheitsfehler: Die Ärztin ist danach leider reanimationspflichtig. Scheinbar mussten die letzten Sendeminuten eine besondere Spannungsklimax erreichen.

Die Reanimation und Defibrillation sind in diesem Zusammenhang beliebte Stilmittel, die nicht nur den Patienten, sondern auch den Zuschauer in maximale Spannungszustände versetzen sollen. Wenn Strompaddels am Defibrillator betätigt werden, bäumen sich die Patienten unter gewaltigem Zucken auf. Ein explosionsartiges Geräusch des sich entladenden Stromes ertönt und impliziert, dass den Patienten jetzt 100 000 000 Volt durchfahren.

Eine defibrillationswürdige Herzrhythmusstörung ist übrigens zum Beispiel das Kammerflimmern. Stellen Sie sich einfach vor, dass die Herzzellen nicht so arbeiten, wie der Boss das gerne haben möchte. Normalerweise »hören« die Herzzellen auf den »Boss« und ziehen sich allesamt ungefähr zur gleichen Zeit zusammen. Sie bewirken damit, dass das Blut in den Organismus gepumpt wird. Der Boss ist in diesem Fall der Sinusknoten, der im rechten Vorhof des Herzens platziert ist. Wenn das Herz flimmert, schlagen alle Herzzellen so, wie es ihnen in diesem Moment gerade gefällt – und der Sinusknoten wird ignoriert. Dies ist fatal und kontraproduktiv für den menschlichen Kreislauf, der damit zum Erliegen kommt, da die wild gewordenen Herzzellen kein Blut mehr pumpen. Unbehandeltes Kammerflimmern führt nach kurzer Zeit zum sicheren Tod.

Bei der Defibrillation »haut« man den Herzzellen mit dem Stromhammer auf den Kopf und bewirkt, dass diese im Optimalfall alle gleichzeitig und kurz innehalten und anschließend wieder auf den Boss hören. Eine elektrische Peitsche sozusagen. Das aus Filmen bekannte explosionsartige Geräusch ist natürlich Quatsch mit Soße. Das Gerät gibt 200 bis 360 Joule Energie ab. Die Spannung wird zwischen einer und 20 Millisekunden angelegt und beträgt bis zu 750 Volt. Die Stromstärke erreicht bis zu 15 Ampere. Ein überzeugender Grund, den Patienten während der Schockabgabe nicht zu berühren.

So weit, so gut. Zurück zum *Medicopter*-Einsatz. Die Ärztin liegt auf der Erde, das EKG-Gerät zeigt Kammerflimmern. Dies erkennt auch der Obersanitäter sehr richtig und defibrilliert mehrmals hintereinander unter jämmerlichem »Komm schon, komm endlich«-Gerufe. Nach dem dritten Stromstoß zeigt der EKG-Monitor einen scheinbar gesunden Sinusrhythmus. Und jetzt beginnt das Unbegreifliche: Der Obersanitäter schreit, dass er jetzt Adrenalin bräuchte, da die Ärztin es ohne nicht schaffen würde. Dem unkundigen Zuschauer wird hier suggeriert, dass die Truppe ohne Adrenalin an der Endstation angekommen wäre. Tatsächlich würde das Adrenalin dem gesunden Herzrhythmus hier allerdings schaden, da es Kammerflimmern auch auslösen kann. Fatalerweise hat jemand das Adrenalin bei der Rettung der Ärztin verloren. Als der EKG-Monitor daraufhin erneut Kammerflimmern anzeigt, bricht der Sanitäter in schlimmstes Geheule aus. Theoretisch müsste es jetzt so weitergehen, dass die Herzdruckmassage kontinuierlich fortgeführt wird. Nach fünf Zyklen würde einmal defibrilliert. Wenn der Herzrhythmus eingesetzt und sich stabilisiert hätte, würde man sich Gedanken um den Transport in eine Zielklinik machen. Der Obersanitäter unternimmt jedoch nichts weiter, als zu winseln.

Und jetzt passiert das nächste »Wunder«: Das EKG piept auf einmal und zeigt einen gesunden Herzrhythmus. Zur Erinnerung: Kammerflimmern kann nicht selbstständig in einen normalen Rhythmus zurückkehren, sondern lediglich durch einen Stromstoß, auch Defibrillation genannt, dorthin befördert werden. Der Zuschauer wird hier völlig für blöd verkauft – es ist zum Weinen.

Die Serie endet damit, dass die Ärztin wohlbehalten auf der Intensivstation ankommt und diese auch völlig gesund wieder verlässt. Kein neurologisches Defizit, nichts ist von dem minutenlangen Herzstillstand übrig geblieben. Doch wenn ein Mensch bereits eine einzige Minute keinen Blutkreislauf aufweist, nimmt das Gehirn irreparablen Schaden. Und nach der Zeitspanne, während der die Ärztin im Film einen Herz-Kreislauf-Stillstand hatte, könnte sie normalerweise nicht einmal mehr ihr großes Geschäft selbstständig verrichten.

Auch ist nicht klar, wie der verletzte Bauarbeiter die Einsatzstelle verlassen hat, da die Gurkentruppe vergessen hatte, weitere Rettungskräfte nachzualarmieren. Das würde bedeuten, dass ein einziger Eurocopter 135 zwei liegende Patienten transportiert hätte. Wenn Sie einmal hinten in einen Rettungshubschrauber hineingelinst haben, haben Sie bestimmt bemerkt, dass ein Transport darin sicher nichts für Klaustrophobiker ist. Da passt unter größter Mühe gerade mal ein einziger Mensch liegend hinein. Und dieser sollte auch nicht besonders überdimensioniert sein.

Fazit: Wenn Sie sich als an Rettungsserien interessierter Zuschauer aus medizinischer Sicht eines sparen können, dann ist es sicherlich eine Serie wie *Medicopter 117*.

Mir fällt aber auch eine Vorabendserie ein, die uns Sanitätern gerecht wird. *Third Watch – Einsatz am Limit* ist perfekt inszeniert. Es geht um den Alltag von Sanitätern, Polizisten und Feuerwehrleuten des fiktiven 55. Bezirks in Manhattan. Sowohl die medizinischen Abläufe als auch Dosierungen gängiger Medikamente stimmen mit der Realität überein. Alle Sanitäter tragen Einmalhandschuhe und haben jederzeit sämtliche Algorithmen für jede erdenkliche Notfallsituation parat. Man könnte meinen, die Schauspieler seien wirklich Rettungsassistenten oder amerikanische Paramedics. Sie werden hier niemals sehen, dass diese eine Asystolie defibrillieren.

Aber auch in Deutschland gibt es wirklich brauchbare Geschichten rund um den Rettungsdienst. Der Film *Kammerflimmern* zeigt die Geschichte des völlig kaputten und schwer traumatisierten Rettungsassistenten Paul Partenheimer, der von allen Kollegen immer nur »Crash« genannt wird. Dieser Film bietet durch die aus meiner Sicht hochkarätige Besetzung und den brillanten Soundtrack eine ganz besondere Atmosphäre.

»Meine Güte ... ich geh mal den Papierkram erledigen«, seufzte ich, packte meine Jacke und verließ den Aufenthaltsraum, während der Abspann von *Medicopter 117* über den Schirm flimmerte und die Vorschau eine Doppelfolge androhte.

Als uns die Leitstelle wieder auf einen Einsatz schickte, hatte ich im Gegensatz zu Lenny absolut nichts dagegen.

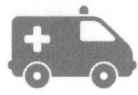

Unter Wasser

Haben Sie sich schon einmal gefragt, was Sie am letzten Tag Ihres Lebens täten? Würden Sie sich mit einer Tüte Popcorn vor den Fernseher knallen und dem seichten Fernsehprogramm folgen? Oder würden Sie sich von Ihren Liebsten verabschieden und all das auf den Weg bringen, was noch zu erledigen ist? Als Rettungsassistenten werden wir häufig mit Fragen wie dieser konfrontiert – ob wir wollen oder nicht. Von Zeit zu Zeit werden wir Patienten gegenübergestellt, die die schwarz-weiß karierte Zielflagge bereits in Sichtweite haben.

Und was wäre gewesen, wenn Bernd Merten gewusst hätte, was ihm an diesem Tag blühen würde? Hätte er trotzdem den Schlüssel seines blauen Oldtimers genommen und mit dem Wagen den Weg in die nahe gelegene Stadt eingeschlagen? Ich denke, nicht. Aber Unfälle passieren, weil die Menschen ihr Schicksal eben nicht kennen. Und vielleicht ist das auch besser so.

Die beiden zivilen Cops des mobilen Einsatzkommandos rüsteten sich in der Dienststelle der Polizei für den Einsatz im Hinterland der Stadt, in der sie lebten. Eine Observation stand auf der Agenda dieses hochsommerlichen Dienstags. Der Blick in das Innere ihres Wagens mit Warnemünder Wechselkennzeichen und Kojak-Light war versperrt durch die getönten Scheiben. Um zehn Uhr war es so tropisch heiß, dass sich der in Jeans verpackte Cop-Hintern anfühlen musste wie ein schmelzendes Eis in der Sahara.

Weshalb glauben wir, in bestimmten Ereignissen ein Muster erkennen zu können? Weil sie vorbestimmt sind? Weil das Schicksal es so besiegelt hat? Oder ist einfach alles völliger Zufall? Manche Menschen glauben, sie könnten das Schicksal überlisten, indem sie vertikale Linien beim Laufen auf dem Bürgersteig einfach nicht überqueren oder nur in die quadratischen Steine und nicht auf den Rand treten. Sie meinen, dass ihnen Böses widerfährt, wenn sie nur daran denken. So glauben sie auch, dass manche Menschen sich Krebs »herbeidenken« können. Bernd Merten lagen derartige Überlegungen wahrscheinlich fern. Sein Tag hatte schon miserabel begonnen, und das hatte seinen Höhepunkt gegen 13 Uhr gefunden, als er per SMS erfahren hatte, dass er ab jetzt Single sei. Er konnte nicht damit umgehen. Seine Kompensationsstrategie: Bleifuß am Steuer. Sein Auto brummte willig, als er den Zündschlüssel drehte und seinem Schicksal entgegensteuerte. Rockantenne 93,4 – »No Leaf Clover« von Metallica hämmerte aus den Boxen. Nomen est omen.

Um genau 14.15 Uhr begegneten sie sich auf der Alleestraße in der Nähe des Baches. Bernd fuhr viel zu schnell und war nicht in der Lage, seine Spur zu halten. Die Cops sahen, wie der blaue Wagen auf die scharfe Kurve zusteuerte. Bernd hatte fast keine Chance, einen Unfall zu vermeiden, obwohl er sein ganzes Gewicht in das Lenkrad hängte. Dann ein Schrei, der in dem Überschlag des Autos erstickte, das auf dem Dach entlangschlitterte und in den Bach rutschte. Bernd Merten befand sich mit dem Kopf unter Wasser. Ich hätte mir in diesem Moment an Bernds Stelle gewünscht, mein Haus an diesem Morgen nicht verlassen zu haben.

Sekunde 70.

Düstere Schlieren, vermischt mit bleierner Schwere und der Kälte des Wassers, konsolidieren sich zu einem nassen Mantel, der Bernd wie auf den Leib geschneidert zu sein scheint. Hustenreiz lässt gütiges Adrenalin in die Blutbahn fließen, das die Qual portioniert.

Sekunde 60.

Die Muskulatur am Hals und in der Brust verhärtet. Die Orientierung wird wattig und zäh. Bernd tastet nach dem Gurtschnapper, der für ihn verborgen bleibt. Er wird sich gegen den Drang des Einatmens nicht mehr lange wehren können.

Sekunde 50.

Die Bewegungen werden hektischer und unkontrollierter. Bernd reißt den Kopf herum und schlägt ihn gegen die Seitenscheibe, die unerträglich intakt ist. Er kann sich dem Kommenden nicht mehr lange entgegenstemmen. Ständig verbraucht er damit mehr Sauerstoff und erreicht immer weniger.

Sekunde 40.

Die Bewegungen werden langsamer, Kälte schwindet aus den Gliedern. Die finstere Umgebung verliert sich in der Unschärfe des Baches, die letzten Luftblasen entsteigen Bernds Lunge.

Sekunde 30.

Die Impulsübertragung der elektrischen Signale am Herzen verliert an Geschwindigkeit. Die Herzfrequenz sinkt stetig.

Sekunde 20.

Bewegungen werden nur noch durch den zarten Fluss des Wassers erzeugt. Die Muskelspannung ist lediglich im Bereich der Atemmuskulatur vorhanden. Im Hirn startet das bunte Bilderkino. Kindheit, Kindergarten, Jugend. Der erste handfeste Streit mit den Eltern, weil diese Bernd einen Ausflug verweigert hatten. Er hatte sie damals dafür gehasst, jetzt tut ihm das unendlich leid. Und die SMS einer winkenden, langsam verblassenden Frau.

Sekunde 10.

Bernd betritt einen weißen Raum, der immer heller zu werden scheint. Graue erlösende Bewusstlosigkeit blendet den Raum aus, der zu einem immer winziger werdenden Punkt im Schwarz zusammenschrumpft. Bernd bekommt nicht mehr mit, wie das Wasser seine Atemwege und die Lunge flutet.

Sekunde 0.

Herzstillstand. Ab diesem Zeitpunkt läuft die Zeit gegen Bernd Merten, dessen Chancen sekündlich sinken, das Bewusstsein je wiederzuerlangen.

Die Reifen des Polizeifahrzeugs hinterließen schwarze Bremsspuren auf dem Asphalt. Das Fahrzeug kam ruckartig zum Stehen. Ein Cop sprang in das eiskalte Wasser und versuchte, sich einen Weg in das Fahrzeuginnere zu bahnen, was ihm jedoch nicht gelang.

Der andere Polizist lief in ein nahe gelegenes Waldstück auf den Gabelstapler zu, dessen Besitzer es sich kurz zuvor mit seinem Kaffee und einer Brotzeit gemütlich gemacht hatte. Auch er hatte den Unfall mitbekommen.

»Polizei. Ich brauche Ihren Stapler«, rief der Cop und winkte mit seinem Ausweis. Der Staplerbesitzer hatte keine Zeit, irgendetwas dazu zu sagen.

Keine zwei Minuten später setzte er den Gabelstapler an der Karosserie des blauen Wagens an und versuchte, das Fahrzeug aus dem Bach zu wuchten. Immer wieder rutschte er von den Gabelträgern ab und fiel zurück in den Bach. Irgendwann hielt der Wagen endlich an den Trägern. Die Polizisten konnten die Tür öffnen und Bernd befreien.

Kein Puls. Keine Atmung. Keinerlei Bewusstsein. Bernd lag nass auf der Wiese neben dem Bach und seinem Auto. Ein Cop zerriss Bernds Hemd und suchte den Druckpunkt.

Lenny hatte seine Klamotten bereits zum zweiten Mal gewechselt. Dank des grottigen Wellblechs kochten wir in der Wache bei Innentemperaturen von mehr als 30 Grad im eigenen Saft. Kein Lüftchen ließ sich dazu herab, durch

unsere Wache zu ziehen und unsere erhitzten Körper abzu-
kühlen. Über die Frage der Kühlung mussten wir uns jedoch
nicht mehr lange Gedanken machen. Der Alarm der Leitstelle verhinderte jede weitere Überlegung. »Verkehrsunfall, Person unter Wasser«, rauschte es über den Äther. Ich
bestätigte den Alarmempfänger, Lenny startete den Motor
und drückte beim Hinausfahren aus der Garage auf den
Funksender, der das Tor wieder hinunterließ.

Noch bevor wir am Ort des Geschehens eintrafen, sahen
wir die Wiederbelebung im Gras neben dem Wagen, der
auf dem Dach lag. Wasser lief heraus. Auf- und abschwellende Sirenen waren zu hören. Vermutlich ein Feuerwehralarm.

Unser Ablauf in dieser Situation war klar geregelt.
»ACLS« hieß die Zauber-Abkürzung und das Tor zur erfolgreichen Lebensrettung. »Advanced Cardiac Life Support«.
Ein Wiederbelebungsalgorithmus, in dessen Rahmen jeder
einzelne Handgriff vorgeschrieben ist. Algorithmen verein-
fachen einen Einsatzablauf, weil jeder Retter genau weiß,
was in welchem Moment zu tun ist – unabhängig davon,
aus welchem Land er kommt. Theoretisch könnte so ein
Retter aus Hamburg mit einem Retter aus Zürich zusam-
menarbeiten. Und zwar ohne, dass die beiden sich je vorher
begegnet wären.

Beim Ertrinken kommt es nach dem willkürlichen Anhalten der Luft durch den Anstieg der Kohlendioxidkonzentration im Blut zunächst durch den einsetzenden Atemreflex
zu ein bis zwei tiefen Atemzügen. Das einströmende Wasser
führt zu starkem Hustenreiz und reflexartigem Verschluss
der Stimmritzen. Der Sauerstoffmangel bewirkt Streck-
krämpfe. Irgendwann tritt dann der Herzstillstand durch
Sauerstoffmangel ein.

Der Notarzt hatte Bernd bereits einen Beatmungsschlauch
in den Hals geschoben, als ich die Defibrillationselektroden

auf den abgetrockneten Oberkörper aufklebte. Der Monitor zeigte eine Nulllinie. Wir machten weiter, legten einen venösen Zugang und gaben Bernd darüber Adrenalin, während der elektronische Absauger im Hintergrund brummte.

»Was zum Teufel ist passiert?«, fragte der Notarzt einen der Polizisten.

»Der kam uns viel zu schnell entgegen und flog in der Kurve aus der Spur.«

»Und dann?«

»Er rutschte mit seiner Karre in den Bach. Wir haben ihn mit 'nem Gabelstapler rausgewuchtet.«

»Wie lange war er unter Wasser?«

»Keine Ahnung«, antwortete der erste Cop.

»Ich schätze einige Minuten«, sagte der Zweite.

Zeitschätzungen sind immer mit Vorsicht zu genießen. Wer selbst einmal in eine akute Notfallsituation gekommen ist, wird das wissen. Selbst Minuten kommen einem da vor wie eine Ewigkeit. Ich kam selbst einmal 30 Sekunden nach einem Verkehrsunfall an die Einsatzstelle – privat, ohne Dienstkleidung und ohne meinen großen mächtigen Rettungswagen mit all seinen medizinischen Finessen. Im Protokoll der Leitstelle hatte ich mir später den Zeitverlauf angesehen. Vom Eingang meines Notrufes bis zum heiß ersehnten Eintreffen des Rettungswagens waren lediglich 16 Minuten vergangen. Wenn man Hilfe erwartet, treten eine seltsame Leere und das Gefühl des Nichtweiterkommens auf. Wie in Freddys *New Nightmare* tritt man wie mit Kaugummi festgeklebt auf der Stelle, kommt nicht voran und sieht die Felle des polytraumatisierten Opfers davonschwimmen. Man sucht ständig mit Blicken die Umgebung nach Hilfe ab. Es kommt aber niemand.

Nach einer dreiviertelstündigen Reanimation hatte Bernd Merten wieder einen Puls. Wir brachten ihn daraufhin ins nahe gelegene Krankenhaus, wo er noch einige Wochen in Narkose lag. Lange Zeit wusste niemand, ob er überhaupt je wieder aufwachen würde. Die Geräte in dieser Zeit nicht abzuschalten und die Behandlung einzustellen war die Entscheidung der Ärzte, die keinen Angehörigen dazu befragen konnten. Man stellte zudem den Bruch eines Halswirbels fest, der beim Überschlag des Wagens passiert sein musste.

Einige Monate später bekamen Lenny und ich während des Mittagessens in der Kantine unseres Krankenhauses ein Gespräch zweier Mediziner mit. Es ging offenbar um Bernd. Der Wirbelbruch war anscheinend gut verheilt. Und Bernd hatte durch den Sauerstoffmangel nur ein geringes neurologisches Defizit entwickelt. Das hieß, dass er seitdem Wortfindungsstörungen hatte und sein rechtes Bein beim Gehen nachzog. Trotzdem konnte er an diesem Tag seinen zweiten Geburtstag feiern. Hätten die Polizisten diesen Unfall nicht beobachtet, hätte ihn niemand mit diesem Gabelstapler aus dem Bach ziehen können. Und niemand hätte Bernd wiederbelebt. Er wäre jämmerlich im Bach ertrunken. Aber manchmal muss man auch einfach Glück haben.

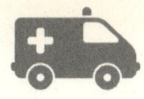

Vom Netz

Der Helfer vor Ort war müde, als er die adrette Zwei-
zimmerwohnung gegen Viertel nach ein Uhr morgens betrat. Die Frau in der Tür weinte. Sie sagte »hoffnungslos«
und »zu spät«, schüttelte den Kopf und winkte den Helfer
durch, der nur dazu da war, die Zeit bis zum Eintreffen des
Rettungswagens mit lebensrettenden Handgriffen zu über-
brücken.

Der etwa 50-jährige Mann lag auf seinem Rücken im
Bett, das linke Bein hing herunter. Die Augen waren leicht
geöffnet wie auf einem schlecht getimten Foto. Der Mann
wirkte seltsam statisch, die Lage war offenbar ernst. Denn
ein Kreislaufstillstand führt unbehandelt nach kurzer Zeit zu
einem irreversiblen Gehirnschaden und damit zum biologi-
schen Tod.

Der Retter packte den Mann, zog ihn auf den Schlaf-
zimmerboden vor das eheliche Bett und riss das Schlafan-
zugoberteil auf. Knöpfe flogen durch das Zimmer und verloren sich klackernd in den Zimmerecken. Keine Atmung,
kein Puls. Der Helfer öffnete seinen Notfallrucksack. Er
nahm den Defibrillator, klebte die Elektroden auf den Brustkorb des Mannes und drückte die »Ein«-Taste am Gerät.
Die Anweisung der freundlichen Stimme aus dem Lautsprecher war deutlich: »Wenn kein Puls vorhanden, Reanimation
starten ...«

Also begann er die Reanimation. Das dumpfe Knacken
brechender Rippen erklang aus dem Brustkorb des Mannes.
Die Frau schrie auf und verließ das Zimmer. Der Helfer er-
schauderte.

Eine Stunde zuvor hatten Lenny und ich den witzigen Alkoholiker vom Bahnhof bereits in der Ambulanz abgegeben. Das Vokabular eines Betrunkenen ist gelegentlich irreführend.

Aus seinem gelallten Gefasel verstand ich nur den Begriff »Eishockey«, den der Alki die ganze Zeit von sich gab. Er meinte damit »Alles okay«. Er wirkte auch nicht so, als würde er eine andere Sportart beherrschen als Komasaufen. Dann kam noch »Schmierwurst« für »Ist mir Wurst« – den kannte ich noch nicht. Ich nahm mir vor, mir das zu merken.

Ich betätigte den Status 5 auf der Funktastatur: Sprechwunsch ohne Priorität. Damit wollte ich unseren Rettungswagen nach Ablieferung des Schnapskönigs wieder einsatzklar melden. Meine Uhr zeigte null Uhr irgendwas.

Ich funkte die Leitstelle an. Keine Antwort. Minutenlange Stille. Nicht einmal ein Hintergrundrauschen war zu hören.

»Hey, die Herrschaften da drüben haben wohl mittlerweile die Rollos runtergelassen und das Licht gelöscht«, bemerkte Lenny.

Also fuhren wir erst mal in die Wache zurück.

Es war jetzt ein Uhr durch. Und noch immer schwieg der Funk gnadenlos wie eine beleidigte Ehefrau. Allmählich wurde meine Freude über die unerwartete Ruhepause von einem Gefühl der Unsicherheit abgelöst. Während wir in der Garage der Rettungswache einparkten, schaltete sich ein Einsatzleitfahrzeug (ELW) ein. Irgendein ELW, dessen Fahrzeugführer sich offenbar in seiner eigenen Haut nicht wohlfühlte. Er unterbrach das Schweigen des Äthers und meldete die vorübergehende Übernahme des Leitstellenbetriebes. Und obwohl es die Aufgabe eines ELW ist, taktische Einheiten verschiedener Organisationen zu führen und zu koordinieren, schien die Kompensation des Leitstellenausfalles eine Nummer zu groß für ihn zu sein. Es machte den

Anschein, dass keiner der Mitarbeiter dieses Fahrzeugs auch nur den Hauch eines Überblicks über Fahrzeugstandorte und Einsatzgeschehen hatte. Der Mann am Funk schien verzweifelt und desorientiert, informierte Fahrzeuge ins Blaue hinein über einen angeblichen Ausfall der Rettungsleitstelle und wies an, die Wachen zu besetzen, falls ein Bürger Hilfe suchen sollte. Welche Wachen auch immer.

Ein Stromausfall hatte zum Totalkollaps aller Kommunikations- und Verbindungsmöglichkeiten mit unserer Leitstelle geführt, und die Rückfallebenen versagten. Als eine mögliche Rückfallebene wäre das Einsatzleitfahrzeug gedacht gewesen. Beim Totalausfall der Leitstelle wird das Einsatzleitfahrzeug über in der Leitstelle bereitgehaltene Mobiltelefone benachrichtigt. Binnen eines Zeitraumes X hat das Fahrzeug an einem im Rahmen eines Alarmplanes festgelegten Treffpunkt zu sein. Mitarbeiter der Leitstelle nehmen das in Metallboxen bereitgestellte und schon gepackte Notfallmaterial und wechseln in den ELW. Dort übernimmt ein Leitstellenmitarbeiter den Funkbetrieb, nachdem die Geräte aus den Metallboxen aufgebaut und in Betrieb genommen worden sind. Normalerweise dürfte so eine Aktion nicht länger als 20 Minuten in Anspruch nehmen. Aber irgendetwas klappte nicht.

Ich wählte die 112. Lenny und ich wollten wissen, was los war. Die 112 sollte nicht erreichbar sein? Das wollte ich nicht glauben. Nicht bei uns. Nicht hier. Ich wartete also auf ein Freizeichen, wartete auf die Ansage, dass nur alle Leitungen belegt seien. Aber ich hörte nichts außer dem Trägerrauschen der Telefonleitung. Das konnte doch nicht wahr sein.

Die Fahrzeuge konnten nur noch provisorisch alarmiert werden. Das funktionierte aber meistens nicht. Das zum Einsatz gerufene Fahrzeug meldete sich einfach nicht. Zwischen den einzelnen Sequenzen verging eine Ewigkeit, und alles schien absolut improvisiert vonstattenzugehen.

Halb zwei vorbei. Der Helfer vor Ort schwitzte in der überhitzten und schlafmuffligen Wohnung. Noch immer war kein Rettungswagen eingetroffen. Mit einer Frequenz von 100 Stößen pro Minute lehnte er sich rhythmisch auf den Brustkorb des Patienten und drückte ihn fünf Zentimeter tief ein. Nach zwei Minuten folgte der Druck auf die Analysetaste des Defibrillators: »Kein Schock empfohlen«, sagte die Stimme aus dem Kasten, »bei Pulslosigkeit Wiederbelebung starten.«

»Holen Sie Ihr Telefon«, wies er die Frau an, »wählen Sie die 112, und geben Sie mir den Hörer!«

Der Helfer wollte wissen, weshalb noch immer keine Hilfe eingetroffen war. Die Leitstelle musste ihm jetzt endlich einen Notarzt und den Rettungswagen schicken, der den Patienten in ein Krankenhaus bringen konnte. Der Helfer nahm den Hörer an sein Ohr. Doch er hörte nichts außer einem Rauschen in der Leitung. Er wählte erneut und erreichte wieder niemanden.

Kurz nach dem Jahrtausendwechsel kam es schon einmal zum sukzessiven Ausfall relevanter Computersysteme aufgrund eines nicht verifizierten Software-Updates und eines in der Folge aufgetretenen Speicherfehlers in einer der größten Leitstellen Deutschlands. Der Computerabsturz brachte einigen Menschen den Tod und verursachte eine Angstneurose nach der anderen bei den Bürgern.

Der US-amerikanische Ingenieur Edward A. Murphy stellte über das menschliche Versagen und über Fehlerquellen in komplexen Systemen einige spannende Lebensweisheiten auf, die auch auf Mitarbeiter in Rettungsleitstellen zutreffen. Wenn es mehrere Möglichkeiten gibt, eine Aufgabe zu erledigen, und eine davon in einer Katastrophe endet, dann wird jemand genau diese Variante ausführen. Kurz gesagt: Was schiefgehen kann, wird schiefgehen. Und es wird in der denkbar schlechtesten Reihenfolge passieren.

Murphys Gesetz für die Leitstelle besagt: Wenn ein Rechner abstürzt, werden andere folgen. Und ein Axiom ergänzt, dass es zunächst den wichtigsten aller Rechner im Leitstellennetzwerk erwischen wird, der alle anderen mit in den elektronischen Tod zieht.

Viertel vor zwei. Der Helfer wurde vom Team des Rettungswagens erlöst. Diese Nacht würde er mit Sicherheit nicht vergessen. Ob der Patient das IT-Desaster überlebt hat, konnten wir leider nie herausfinden. Erst gegen vier Uhr konnte das Computersystem der Rettungsleitstelle endlich neu gestartet werden. Danach strömten wieder die gewohnten Funksprüche über den Äther.

»Ab jetzt bleibt die Nacht bestimmt ruhig«, meinte Lenny und stapfte in Richtung des Schlafraumes unserer Rettungswache. Er sollte recht behalten. Murphy hatte sein Soll wohl bereits erfüllt.

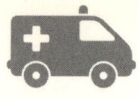

Weg von hier

An einem heißen Julitag saß ich mit Lenny in einer Cafeteria eines von unserer Stadt etwa 25 Kilometer entfernt liegenden Altenheimes. Weder Lenny noch ich haben eine so hohe Affinität zu Leuten fortgeschrittenen Alters, dass wir auch noch unsere Pausen in ihrer unmittelbaren Nähe verbringen müssen. Aber 38 Grad im Schatten waren durchaus ein Grund, sich nicht gleich wieder einsatzklar zu melden.

»Ein Vanilleeis und eine Cola, bitte. Und einen Kaffee für meinen Kollegen«, bestellte ich.

»Kaffee? Bei der Hitze? Ihr Sanitäter ...«

Die Bedienung drehte sich um und schüttelte den Kopf. Kaffee ist übrigens das am meisten konsumierte Getränk im Rettungsdienst und besitzt einen hohen Stellenwert bei der Befriedigung des Suchtpotenzials eines Rettungsassistenten. Im Fachjargon »schwarzes Gold« genannt, wird es zu jeder Tages- und Nachtzeit in Mengen konsumiert, die einen normalen Menschen in einen aufgedrehten Duracell-Hasen verwandeln würden.

Während Lenny bereits seit einiger Zeit einen hässlichen und auffälligen Kaffeefleck an seinem Jackenkragen mit einem Taschentuch bearbeitete, streifte mein Blick die breite gepflasterte Einfahrt durch die große Glasfensterscheibe des Heim-Cafés und blieb dann an unserem Rettungswagen hängen, der unmittelbar davor geparkt war. Die Heckklappe war leicht geöffnet. Ein Fuß verschwand hinten im Auto, und die Tür schlug wie von selbst zu.

»Ich glaube, da ist gerade jemand in unseren RTW eingestiegen ...«

»Du willst mich wohl verkohlen. Wer steigt denn freiwillig in einen Rettungswagen ein«, meinte Lenny ungläubig und nippte an seinem Kaffee.

»Das weiß ich doch nicht. Vielleicht will da einer ein paar Medikamente abgreifen.«

Ab und an kommt es tatsächlich vor, dass Retter bestohlen werden. Meist von irgendwelchen Drogenabhängigen, die die Vergesslichkeit mancher Sanitäter, wenn es um das Abschließen des Fahrzeugs geht, ausnutzen. Während der Rettungswagen vor einem Krankenhaus steht und die Retter den Patienten hineinbringen, ergreifen die Junkies ihre Chance. Sie versuchen, Valium, Ketamin und andere drollige Partydrogen zu ergattern, um sich mit diesem Gratiseinkauf den Abend zu versüßen. Einmal hatte Lenny einen Junkie auf frischer Tat ertappt. Allerdings hatte sich schnell herausgestellt, dass der betäubungsmittelabhängige Mitbürger nicht nur süchtig, sondern auch noch dämlich war. Denn er hatte versucht, sich mit Lasix einzudecken. Lasix bewirkt aber keinen Drogenrausch, sondern eine forcierte Diurese. Mit anderen Worten: Der Junkie hätte sich die Seele aus dem Leib gepinkelt. Lenny erwies sich jedoch als Spielverderber und rief lediglich die Polizei. Diese hat den Junkie festgenommen und abgeführt.

Diesmal hatten wir vielleicht wieder einen Junkie, Drogendealer oder einfach nur einen Spaßvogel am Hals.

»Wir sollten die Polizei rufen.«

»Bis die hier sind, ist der doch futsch.«

»Vielleicht will uns einer kidnappen und Lösegeld erpressen.«

»Dann ist der bei uns absolut falsch. Wir sind Firmeneigentum und deshalb jederzeit ersetzbar. Schon vergessen, dass du einen Sklavenvertrag unterschrieben hast?«

Lenny, der den Fleck an seiner Jacke bereits vergessen hatte, kippte den letzten Schluck Kaffee hinunter, und ich ließ mein zur Vanillesoße gewordenes Softeis stehen.

Wir traten durch die Glasschiebetür und schlichen auf den Rettungswagen zu, der seitlich zu uns stand. Mittlerweile hatten auch die Bewohner des Altenheimes bemerkt, dass da draußen irgendetwas vor sich ging. Und da diese Aktion offenbar eine willkommene Abwechslung zum tristen Altenheimalltag darstellte, wurde das Café als Zuschauertribüne von den Bewohnern belagert. Die Flüsterpost funktionierte bestens: Alles, was sich mit oder ohne Gehhilfe fortbewegen konnte, fand sich in Sekundenschnelle dort ein.

Geduckt und in bester James-Bond-Manier standen wir vor der seitlichen Schiebetür des Rettungswagens und waren auf das Schlimmste gefasst. Die Schweißperlen standen auf Lennys Stirn, sein grau meliertes Haar glitzerte in der Sonne. Ich legte meine Hand an den Griff der Schiebetür und deutete Lenny mit der anderen Hand den finalen Countdown von drei abwärts an.

Dann flog die Schiebetür auf und knallte gegen den Türstopper. Lenny wollte in den Rettungswagen springen, trat allerdings daneben und geriet ins Stolpern. Drüben im Café brachen einige Alte in schallendes Gelächter aus, das für uns jedoch unhörbar war. Das Wippen ihrer Oberkörper hinter der Scheibe war aber eindeutig.

Die Operation RTW-Sturm endete für Lenny, der sich gerade noch mit beiden Armen abstützen konnte, am Boden vor dem Medikamentenschrank. Ich dagegen stand mit geballten Fäusten kampfbereit auf der Trittstufe im Innenraum. Die Haut an meinen Knöcheln schimmerte weiß und war zum Zerreißen gespannt.

Im Patientenstuhl saß ein Opa in seiner dunkelblauen Sommerjacke und einer kunstvoll verzierten Prinz-Heinrich-Mütze, wie alte Menschen sie nun mal gerne tragen. Den Gurt hatte er vorschriftsmäßig angelegt. Augenscheinlich hatte er keine Waffe und gehörte in das Altenheim hinter uns. Die Szene erstarb in einem kurzen Verharren, als hätte jemand die Pause-Taste eines Videorekorders gedrückt. Ich blickte den Opa an, dessen Augen so weit aufgerissen waren, dass sie einen unnatürlich großen Anteil des Gesichts auszumachen schienen. Lenny sah mich an. Der Opa fixierte Lenny. Einige Sekunden später brach ich das Schweigen: »Was machen Sie denn hier?«

»Nehmen Sie mich mit!«

»Was?« Lenny hatte sich mittlerweile aufgerappelt. Zum Kaffeefleck kamen nun noch schwarze Schmutzstreifen auf beiden Oberschenkeln.

»Mein Name ist Adolf Otto, und ich will mit Ihnen mitkommen.«

»Was soll das heißen, Sie wollen mit?«

»Ich will nicht mehr zurück in dieses Heim. Ich will mit Ihnen mitfahren!«

Lenny blickte mich an. Er musste nichts sagen: In seinem Gesicht las ich die Frage, die auch ich mir stellte: Was wollte der Opa von uns?

»Sie können aber nicht mitfahren, Herr Otto.«

»Warum nicht? Ich muss hier weg.«

Der alte Mann begann fast zu weinen. Er schien absolut verzweifelt und hatte seinen einzigen Ausweg offenbar darin gesehen, sich von einem Rettungswagen »entführen« zu lassen, aber der Plan war gescheitert. Zwei Pflegerinnen des Heims betraten kurz darauf den Rettungswagen und nahmen Herrn Otto, der mir den Eindruck machte, bei klarem Verstand zu sein, wieder in Empfang. Das war das für Adolf Otto traurige Ende seines Fluchtversuches.

Eine Viertelstunde später befanden wir uns auf dem Rückweg in Richtung Rettungswache.

»Stell dir vor, wir hätten den nicht in dem Moment gesehen, wären in die Wache gefahren und hätten die Karre da abgestellt ...« Ich krempelte mir die Ärmel hoch.

»... dann wären wir in der Zeitung gelandet.«

»Rettungsdienstmitarbeiter entführen Heimbewohner ...«

»Oder der Typ wäre ausgestiegen, und wir hätten noch nicht mal gemerkt, dass wir überhaupt jemanden mitgenommen haben.«

»Oder wir wären im Anschluss zu einem anderen Einsatz gerufen worden. Und dort wäre dann Herr Otto zum Vorschein gekommen.«

»Als Überraschungsgast ...«

Einige Tage später hatten wir einen erneuten Einsatz in besagtem Altenheim. Als wir im Anschluss draußen vor der Tür standen, kam Herr Otto in seiner blauen Jacke herausgelaufen, strahlte uns an und lief auf Lenny zu, die Prinz-Heinrich-Mütze in der Hand.

»Danke, Herr Sanitäter. Danke.«

»Danke? Wofür?« Lenny war sichtlich irritiert.

»Danke fürs Vorbeikommen.« Herr Otto schüttelte Lennys Hand, drehte sich um und begann nahtlos mit einer anderen Heimbewohnerin ein überschwängliches Gespräch über das schöne Wetter. Er wirkte jetzt ganz anders als einige Tage zuvor, als wir ihn das letzte Mal gesehen hatten.

»Herr Otto hat eine sehr fortgeschrittene Demenz«, erklärte uns die Altenpflegerin, die sich mittlerweile zu uns gesellt hatte. »Tut mir leid, aber er weiß in einer Minute sicher nicht mehr, was er vorhin zu Ihnen gesagt hat.«

»Das erklärt einiges«, meinte Lenny und zündete sich seinen Zigarillo an.

Aber auch wenn Herr Otto an Demenz litt und sich kurze Zeit später nicht mehr an etwas oder jemanden erinnern konnte, hatte ich trotzdem das Gefühl, dass sich etwas verändert hatte. Ich war der Meinung, Herr Otto würde uns seitdem immer besonders herzlich begrüßen. Manchmal schien es mir sogar so, als würde er extra herauskommen, nur um uns die Hand zu schütteln und etwas zu uns zu sagen. Aber möglicherweise habe ich mich auch einfach getäuscht.

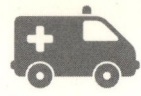

Algorithmus

Unser Rettungswagen quietschte um die Ecke und bog in die Lessingstraße ein. Der Einsatz spielte sich in einer gelben Plattenbausiedlung mit braunen Flachdächern ab, in der die Arbeiter eines nahe gelegenenen Werks in den Sechziger- und Siebzigerjahren untergebracht worden waren. Geräusche wurden hier geschluckt. Mehr als irgendwo anders. Im Winter sah hier alles aus wie die heruntergekommene Gegend rund um das geborstene Kernkraftwerk in Tschernobyl kurz nach dem atomaren Super-GAU. Mittlerweile dienten die Wohnungen in dieser Straße überwiegend als Unterkunft für Bürger mit Migrationshintergrund.

Da die Dächer über den Eingängen die Hausnummern verdeckten, fuhren wir auf der Suche nach unserem Einsatzort langsam die Straße entlang. Vor einem Eingang stand ein junges Pärchen, das Mädchen winkte uns zu.

»Da ist es.« Lenny bremste. Noch während der Rettungswagen rollte, öffnete ich die Tür. Ich verließ das Auto, schnappte mir unseren Notfallrucksack und den Absauger und lief auf das Mädchen zu. Erst jetzt sah ich die Panik, die sich in ihren zarten, aber völlig überschminkten Gesichtszügen spiegelte.

»Kommen Sie ... schnell! Ich glaube, sie atmet nicht mehr«, rief sie akzentfrei und fuchtelte wild mit ihren Armen.

»Wohin müssen wir?«

»Sechster Stock. Sie liegt im Treppenhaus.« Das Mädchen lief vor mir her. »Nehmen Sie den Aufzug.« Sie hielt mir die Tür auf. Während ich schon mit dem Lift nach oben fuhr, wartete sie auf Lenny, der die restlichen Geräte aus dem RTW holte.

Das Licht der Neonröhre flackerte defekt im Dreivierteltakt – die Röhre brummte wie ein kaputter Stromkasten. Die Aufzugwände waren mit dem geistigen Durchfall irgendwelcher Sozialabsteiger beschmiert und die Knöpfe schwarz und grün angesprüht. Ich konnte das Geschmiere nicht entziffern.

Die Fahrt in den sechsten Stock dauerte eine Viertelminute. Währenddessen hörte ich den Lärm einiger Südeuropäer, die im Treppenhaus wehklagten. Das Gepolter schneller Schritte und das Klappern des Treppengeländers hallten durchs ganze Haus. Türen schlugen.

Während der Fahrt mit dem Aufzug musste ich an einen meiner lange zurückliegenden Einsätze denken. Damals war ich damit beauftragt worden, unser frisch repariertes Notarzteinsatzfahrzeug aus der Werkstatt zu holen. Auf dem Rückweg lief das Funkgerät des Fahrzeuges, und eine Alarmmeldung riss mich plötzlich aus meinen Gedanken. Nur zwei Straßen weiter meldete der Leitstellendisponent einen bewusstlosen Säugling. Es hätte mindestens zehn Minuten gedauert, bis Hilfe eingetroffen wäre. Sauerstoffmangel macht aus einem menschlichen Hirn innerhalb weniger Minuten eine Matschbirne. Ein sogenanntes apallisches Syndrom wäre die Folge: ein funktionsfähiger Körper ohne jede Steuerungsmöglichkeit. Das ist etwa so, als würde man einem Computer den Hauptprozessor entfernen. Zwar liefe er, man könnte aber nichts mehr mit ihm anfangen oder ihn für irgendwas benutzen. Menschen mit einem Enthirnungssyndrom können Jahrzehnte auf irgendeiner Intensiv- oder Pflegestation vor sich hinvegetieren, ohne irgendetwas davon richtig mitzubekommen. Und man kann nichts unternehmen, um ihnen zu helfen.

Ich griff damals daher zum Funkhörer, meldete mich in der Leitstelle und bot mich zur Erstversorgung an. Nach zweimaligem Abbiegen landete ich vor der Haustür einer türkischen Familie. Der Vater lief sofort auf mich zu, riss die Fahrertür fast aus den Angeln. Dann kam noch sein Bruder dazu. Beide packten mich, zerrten mich regelrecht aus meinem Fahrzeug und schrien, dass ich mich beeilen solle. Ich konnte gerade noch meine wichtigsten Geräte schnappen und folgte den Männern ins Haus.

Für den jüngsten Sohn der Familie kam jedoch jede Hilfe zu spät, er war wohl schon seit einigen Stunden tot. »Plötzlicher Kindstod«, hieß es später. Die Leichenstarre hatte bereits eingesetzt. Grün-blaue Hautverfärbungen mäanderten entlang des Halses und verloren sich im blau gestreiften Wickelbody des Jungen. Seine Augen blickten halb geöffnet ins Leere wie die Glasaugen einer Steiff-Puppe. Die Familie erwartete dennoch Hilfe von mir. Was würden sie tun, wenn ich keine Hilfe leisten konnte? Wenn ich nichts unternehmen würde? Das Wehklagen der Angehörigen schwamm durch mich hindurch. Ein kleines Mädchen schrie, und die Wucht ihrer grellen Stimme traf mich wie ein Faustschlag. Ich erschrak und wankte. Mehrere Arme rissen an mir. Alle schrien mich an, ich solle etwas tun und dem Säugling helfen. Also entschied ich mich dazu, etwas zu tun, was ich während meiner folgenden Zeit beim Rettungsdienst niemals wiederholt habe. Ich begann die Herz-Lungen-Wiederbelebung des Säuglings trotz absolut sicherer Todeszeichen.

Ich reanimierte nicht, weil ich dem Kind helfen wollte, denn das Kind war längst verloren. Ich tat dies auch nicht, weil ich der Familie Hoffnung machen wollte, die später sowieso nicht erfüllt werden konnte. Ich tat dies nur, weil ich mir selbst helfen und mich schützen wollte. Denn meine Angst vor der Reaktion der türkischen Familie war enorm.

Als der Notarzt mit meinen Kollegen die Wohnung betrat, war ich erleichtert wie ein kleiner Junge, dessen Eltern einen seiner aufgeflogenen Lausbubenstreiche nur mit einem müden Lächeln quittiert hatten.

Als ich mit dem Aufzug oben ankam, sah ich Manja Petrovic. Sie lag in ihrem eigenen Urin und anderen Körperexkrementen auf dem Rücken im dunklen Zwischengeschoss dieses Wohnblocks und hatte sicher längst andere Sphären erreicht. Meine kurze Blickdiagnose bestätigte die Bemerkung des Mädchens unten im Hauseingang. Frau Petrovic atmete tatsächlich nicht mehr. Mein kurzer Griff an ihren Hals tastete keinen Puls.

»Reanimation«, rief ich Lenny zu, der mit EKG und Sauerstofftasche die sechseinhalb Stockwerke hochgelaufen war und wie nach einem Marathon schwer schnaufte.

»Danke fürs Warten«, giftete er in meine Richtung und hatte zunächst damit zu tun, seinen eigenen Puls unter Kontrolle zu bringen. Das häufige Rauchen »gepresster Kuhscheiße«, wie ich Lennys Zigarillos liebevoll nannte, forderten eben ihren Tribut von dessen Lungenkapazität.

Noch bevor Lenny oben angekommen war, hatte ich Frau Petrovic die Kleidung vom Oberkörper geschnitten und mit einer kontinuierlichen Herzdruckmassage begonnen. Es war eng wie in der Umkleidekabine eines Kaufhauses. Menschen standen uns im Weg und glotzten uns über die Schulter. Mit ein paar deutlichen Worten schickten wir sie fort. Lenny riss den Absauger auf und steckte den Katheter auf den Schlauch. Der Monitor des Defibrillators zeigte eine Nulllinie. Ein Druck auf die »Analyse«-Taste startete eine Auswertung des Herzrhythmus und den Countdown, der genau zwei Minuten anzeigte und nach unten zählte. Genug Zeit für Lenny, einen venösen Zugang zu legen und die Intubation vorzubereiten, während ich weiter auf Frau Petrovics Brustkorb drückte.

Für mich war Manja Petrovic verloren. Meiner Vermutung nach hatte sie bereits mit einem Herzstillstand am Boden gelegen, als das junge Mädchen sie gefunden hatte. Wie sich herausstellte, hatte Manja eine ellenlange Liste an Medikamenten, die sie einnehmen musste, und an Vorerkrankungen – eine koronare Herzerkrankung, ein Schlaganfall drei Jahre zuvor, eine Lungenerkrankung und Diabetes mellitus. Diesen konnten wir bestätigen: Ihr Blutzucker lag bei 404 Milligramm pro Deziliter – ungefähr 300 Milligramm mehr als bei einem gesunden Menschen. Außerdem lag Manja eher im oberen Body-Mass-Index-Bereich.

Ich hatte ja bereits mit der Wiederbelebung begonnen und ging davon aus, dass wir aufhören würden, wenn der Notarzt eingetroffen war. Wir Rettungsassistenten dürfen eine Wiederbelebung normalerweise nicht selbstständig abbrechen. Mit einer Nulllinie befindet sich ein Mensch zwar erfahrungsgemäß in einer sehr schlechten Ausgangssituation für eine Wiederbelebung, aber da Manjas Herzstillstand noch nicht so lange zurücklag, mussten wir fortfahren.

Endlich kamen der Notarzt und der Fahrer Martin die Treppe hochgelaufen und nickten uns nur zu.

»Was habt ihr?«

»Achtundvierzigjährige Patientin mit einigen Vorerkrankungen kollabierte mit einer Asystolie hier im Treppenhaus. Die Tochter hat eine Anamneseliste, die du dir mal ansehen solltest.«

»Die hat sich ja drei Wochen zuvor selbst aus dem Krankenhaus entlassen«, sagte der Notarzt nach einem Blick auf die Unterlagen und schüttelte den Kopf.

»Ich würde sagen, wir machen noch zehn Minuten weiter und sehen mal, wie das Herz reagiert. Wenn bis dahin nichts passiert, hören wir auf«, versuchte ich den Notarzt zu beeinflussen.

Aus meiner Sicht lag hier eine schwer kranke, aber dennoch recht junge Patientin, der ich das Überleben wirklich wünschte. Martin übernahm jetzt die Herzdruckmassage. Manja war vollgelaufen bis obenhin, Erbrochenes war in die Lunge eingedrungen. Ich saugte ihr gelbe Bröckchen und zähflüssigen Schleim aus dem Hals ab und kniete in einer Lache, die mittlerweile tropfend den Weg durch das Treppenhaus nach unten gefunden hatte. Meine baumwollene Hose hatte sich von den Knien bis zu meinen Oberschenkeln hoch vollgesogen. Auch Lenny schien wenig begeistert über den Zustand seiner Kleidung zu sein. Er hatte sich offenbar in etwas hineingelehnt. In Anbetracht der ernsten Situation sagte er nichts, jedoch konnte ich ihm seine Verärgerung ansehen.

Irgendwelche Kinder standen ein Halbgeschoss unter uns und sahen mit weit aufgerissenen Mündern zu, wie wir reanimierten und wie zähes Sekret aus Manjas Mundwinkel lief. Wir forderten das Mädchen von vorhin daher auf, die Kinder in die entsprechende Wohnung zu schicken. Dann kam eine Frau mit ihren Einkäufen nach oben und bat uns, sie durchzulassen. Natürlich, wir hören mal kurz mit der Wiederbelebung auf und räumen den Notfall beiseite, damit die Dame keinen Umweg machen muss! Sie dürfen raten, wie die weniger freundliche Antwort lautete. Die Frau drehte sich, ohne einen Ton zu sagen, um und machte sich schnell davon.

»Hör mal kurz auf zu drücken«, sagte der Notarzt plötzlich zu Martin, »ich glaube, sie hat einen Puls.«

Tatsächlich. Obwohl ich es ihr natürlich wünschte, war mein erster Gedanke, dass wir hiermit wohl wieder einen Apalliker geschaffen hatten. Einen Zombie, der die nächsten 20 Jahre unbeweglich in einem Pflegeheim liegen würde, bevor er endlich sterben durfte.

Der EKG-Monitor gab in unregelmäßigem Takt Töne von sich.

»Gut. Damit hatte ich zwar nicht gerechnet, aber jetzt brauchen wir wohl die Feuerwehr für den Transport«, sagte der Notarzt.

»Gute Idee. Soll ich den Autopulse mit alarmieren lassen?«

»Ja.«

Der Autopulse ist eine mechanische Reanimationshilfe, die automatisch eine Herzdruckmassage durchführen kann. Der Effekt ist gerade während eines Transportes ungleich höher als die von Hand durchgeführte Massage.

Von der Straße her hörten wir bereits ein Martinshorn. Feuerwehr auf dem Weg zu uns. Zunächst beschäftigte uns aber die Frage, wie wir Manja hinunterbringen sollten. Der Aufzug bot sich an, war jedoch gerade um ein kleines Stück zu kurz. Wir entschieden uns daher kurzerhand, ihre Beine anzuwinkeln und sie trotzdem mit dem Aufzug hinunterzufahren, anstatt 110 Kilogramm sechs Stockwerke hinunterzutragen. Das wirkte vielleicht sonderbar, erfüllte aber seinen Zweck. Unten angekommen, brach Hektik aus. Manjas Puls setzte immer wieder aus und hinderte uns daran, sie in den Rettungswagen zu bringen. Die kontinuierliche Herzdruckmassage ist während einer Reanimation der wichtigste Faktor überhaupt. Je kürzer der Blutfluss im menschlichen Körper unterbrochen wird, desto besser ist die Chance auf geringe Gehirnschäden. Ein Kollege der Feuerwehr stand neben der Aufzugtür, die Hände in die Hüften gestemmt. Der Zweite versuchte gerade, den Autopulse aufzubauen. Noch mehr Feuerwehrmänner hatten sich im Bereich der Eingangstür positioniert. Es gibt bei der roten Fraktion durchaus Leute, die selbstständig mitdenken können und dies auch tun. In unserem Fall unternahmen die

Männer leider nichts eigenständig. Stattdessen lehnten sie locker am Türrahmen der Haupteingangstür und erwarteten hingebungsvoll unsere Befehle. Zur Entschuldigung sei gesagt: Während Rettungsdienst Teamarbeit auf nahezu gleicher Ebene bedeutet, ist die Feuerwehr sehr hierarchisch organisiert. Natürlich gibt es auch bei uns unterschiedliche Qualifikationen, jedoch spielt das in der täglichen Arbeit im Rettungsdienst keine sonderlich große Rolle. Bei der Feuerwehr hingegen existieren unzählige Dienstgrade, deren Inhaber jeweils in direkter Abhängigkeit voneinander agieren. Eine strenge Hierarchie ist auch zwingend notwendig, da sonst zum Beispiel bei einem Großbrand ein heilloses Chaos ausbrechen würde. Würden Löschmeister Schmid und Wasserpumpenexperte Meier gleichzeitig versuchen, den Schlauch XY zu bedienen, würde ein Mann an anderer Stelle fehlen. Die Rettungskette ist aber nur so stark wie das schwächste Glied. Somit würde nach diesem Prinzip der ganze Ablauf gefährdet sein.

Ein paar klare Worte an die Löschknechtefraktion reichten aber, und schon packten acht weitere Hände am Tragetuch an und hoben Manja auf den Autopulse, der uns ab sofort die Reanimation abnahm.

Trotz winterlicher Außentemperaturen war es heiß im Rettungswagen. Wir verließen das dunkle Ghetto und taten alles, um Manja lebend ins Krankenhaus zu bringen. Bis dahin hört sich alles actiongeladen und hochdramatisch an. Und jetzt erwarten Sie als Leser vielleicht das große Wunder. Dass Manja bereits kurze Zeit später aufwachen und nach einer Mahlzeit verlangen würde. Dass Manja in *Baywatch*-Manier die Augen aufschlagen würde und nicht der geringste Hirnschaden eingetreten wäre. Stattdessen würde sie flüstern: »Liebe Retter, danke. Lasst uns zusammen einen Kaffee trinken gehen.« Aber nein. Leider ist die Realität nicht so.

»16 Uhr 13 – Zeitpunkt des Todes.« Der Spruch, den ich hasse wie meine Englischlehrerin der neunten Gymnasialklasse. Manja starb, eine Stunde nachdem wir sie ins Krankenhaus gebracht hatten. Das Bewusstsein hatte sie währenddessen nicht mehr wiedererlangt. Der kurze Hoffnungsschimmer war schnell wieder erloschen.

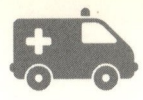

Charline

»I/83/I. Frage: Standort?«

»Sankt-Martin-Straße. Direkt auf Höhe der Polizeiwache.«

Ich hätte kotzen können. Sollten die aus der Leitstelle doch endlich mal den zweiten Rettungswagen zu einem Einsatz schicken. Die hatten an diesem Tag noch gar nichts getan. Aber nein. Der Computer in der Leitstelle schlug unseren Rettungswagen vor, weil wir uns im sogenannten Status eins befanden und gerade auf dem Weg in die Wache waren. Das bedeutete: Wir waren über Funk einsatzklar. Ein ungeschriebenes Gesetz besagt, dass das rollende dem stehenden Fahrzeug vorgezogen werden muss. Also hatten wir diesen Einsatz bekommen – Lenny und ich. Jackpot. Das Mittagessen musste wohl noch ein wenig warten.

Der Einsatzort war ein 200 Meter langer Grünstreifen am Rande der Stadt. Angeblich sollte hier jemand in der Mittagshitze kollabiert sein. Lenny biss in sein platt gedrücktes Salamibrötchen, das er bis dahin in seiner Tasche mit sich herumgetragen hatte.

»Was meinst du, wer das wohl sein könnte?«, nuschelte Lenny.

Ich saß mit hochgezogener Augenbraue auf dem Beifahrersitz und hielt mich am Griff der Tür fest.

»Keine Ahnung«, antwortete ich, »klär mich auf.«

»Natürlich Charlinchen. Die hat sich sicher zum Frühstück wieder 'ne Pulle Korn ins Gesicht gestellt.«

»Es ist erst Mittag. Und zudem unter der Woche. Und heiß wie in der Hölle.«

»Wetten wir? Komm ... um ein Bier.«

»Die Wette gilt. Gib Gas.«

Dann kurbelte ich das Fenster ganz herunter. Das Einsatzhorn jagte einen Hund aus dem Weg.

Als wir am Einsatzort ankamen, stand eine Menschenmenge um ein auf dem Boden liegendes Häufchen Elend
herum. Eine Dame Mitte 40 schüttelte den Kopf, nahm ihren
winzigen Kläffer und marschierte in Richtung ihres goldenen
Luxusschlittens – vermutlich um in den Tennisclub zu fahren. Ich hörte noch Wortfetzen wie »gesoffen«, »jung« und
»unmöglich«.

»So, Herrschaften, jetzt is' mal Schluss mit Kino«, rief ich
und schob zwei Burschen auf die Seite, die nur glotzten.
»Was ist hier passiert?«

Ein junger Typ mit Baskenmütze schob sich in die erste
Reihe.

»Ich bin da langgegangen, und die Dame hat sich gerade
das Zeug einverleibt, als wär es Limo. Dann hat sie die Augen verdreht und ist einfach umgefallen.«

»Bei dem Gesöff würden mir auch die Lichter ausgehen«,
meinte Lenny, der die Flasche aufgehoben hatte, sie in die
Sonne hielt und dann über die Qualität des Billigfusels an
Tankstellen monologisierte.

»Hallo, Charline.«

»Hmm ...«

»Wach auf. Wir fahren wieder mal ins Krankenhaus.« Ich
rüttelte an ihrer Schulter.

»Hm h-hm-hm blm prrrrz« war die wenig ergiebige Antwort. Sie bewegte sich keinen verdammten Millimeter, um
auf unsere bereits neben ihr bereitgestellte Trage zu kommen. Spucke lief aus ihrem Mundwinkel bis in den Kragen ihres beigefarbenen Wollpullovers hinein, der eigentlich weiß
sein sollte. Mir fiel auf, dass Charline diesen Pulli bereits bei

unserer letzten Begegnung angehabt hatte. Das war nur drei Tage zuvor gewesen.

Ich habe bisher noch nicht erwähnt, dass Charline Stammkundin des Rettungsdienstes mit Platinkartenstatus bei den Krankenkassen war. Würde es beim Rettungsdienst für Betrunkene Kopfgeld geben, müssten wir uns nur in Charlines Nähe aufhalten. Unsere Existenz wäre damit gesichert.

Charline lebte in einer ländlichen Siedlung 15 Kilometer entfernt von dem Ort, in dem unsere Rettungswache steht. Ein von außen schnuckelig aussehendes Einfamilienhaus beherbergte sie und ihren charmanten Eheknochen, der mindestens ebenso kaputt war wie sie selbst.

In einem ihrer hellen Momente erzählte sie mir hinten im Rettungswagen von ihrer vermurksten Kindheit und dem frühen Griff zur Flasche. Ihre drei vorzeitig beendeten Schwangerschaften rissen sie noch weiter in den Abgrund, aus dem sie sich niemals wieder befreien konnte. Hätte sie damals nur nicht getan, was ihr Mann von ihr verlangt hatte: in die Niederlande fahren, weil Abtreibungen bei uns noch verboten waren.

Ihren Ehemann hatten Lenny und ich einige Wochen zuvor persönlich kennengelernt. Ein Sympathieträger, wie er im Buche steht. Er begrüßte sie mit den Worten: »Sieh zu, dass du deinen fetten Pöks ins Haus schiebst, sonst hast du's erlebt.« Dann wischte er sich seine fettigen Haare aus dem Gesicht und schrubbte sich über die Rotzbremse.

»Hat sie euch schon wieder belästigt?«, schnaubte er und drehte seinen Kopf in meine Richtung.

»Aber Herr Bosum. Seien Sie mal etwas netter. Ich bin mir sicher, dass Ihnen das besser steht.«

»Komm rein, Sanitäter ... und schau dir das an. Los! Schau's dir doch an«, blökte er, packte mich an der Jacke und zog mich ins Haus. Im Wohnzimmer empfingen mich Hakenkreuzflaggen. Eine Büste von Hitler stand unübersehbar mitten im Raum, und *Mein Kampf* hatte seinen Platz auf einer eigens dafür aufgestellten Säule gefunden.

»Ein überzeugter Nationalsozialist also«, sagte ich und schüttelte den Kopf. »Wir müssen jetzt gehen. Schönen Nachmittag noch.« Ich warf Lenny einen Blick zu und steuerte auf den Ausgang zu. Bis heute wissen wir nicht, was uns der gescheiterte Fascho ursprünglich zeigen wollte.

»Wiedersehen, Charline«, rief ich noch. Doch der Typ hatte die Tür bereits hinter sich ins Schloss fallen lassen. Ich war seitdem nie wieder dort gewesen.

Wir hatten Charline in Seitenlage auf unsere Trage gepackt und befanden uns mit ihr auf dem Weg ins Krankenhaus. Durch einen venösen Zugang bekam sie Natriumchloridlösung. Sie schlief ihren Rausch aus. Der Mediziner würde das »Komastufe IV« nennen.

Die Reaktionen im Krankenhaus waren zunächst nur Grimassen, Kopfschütteln und das Hochziehen diverser Augenbrauen in der Notaufnahme. Meine Übergabe an den Internisten war eher knapp.

»Weibliche dreiundfünfzigjährige C2-Intoxikation. Schmerzreiz kann man völlig abhaken. Eine Reaktion wie ein Murmeltier im Winterschlaf.«

»Die kenn ich. Na super, wir sind voll bis unters Dach.«

»Ich kann nichts dafür. Wir haben Charline nicht gefunden. Man hat uns gerufen«, sagte ich und verließ eiligen Schrittes die Notaufnahme.

Charline landete schließlich auf der Intensivstation. Am nächsten Tag passierte – nichts. Sie wachte nicht auf. Nicht einmal kurz. Es vergingen zwei weitere Tage, bis sie endlich die Augen aufmachte. Beim Mittagessen in der Kantine habe ich erfahren, was der Grund dafür gewesen war. Charline hatte nach dem Konsum von Korn, Schnaps und Jägermeister 6,2 Promille Alkohol im Blut gehabt. Unglaublich. Für einige Wochen war Charline dadurch zum Dauerthema im ganzen Krankenhaus geworden. Ein Laborfehler war ausgeschlossen – die Messung war natürlich mehrmals durchgeführt worden, weil sie ursprünglich niemand glauben konnte. Dies war übrigens nicht der höchste je dokumentierte Messwert. Die polnische Nachrichtenagentur PAP meldete am 20. Dezember 2004, dass ein Fußgänger im zentralpolnischen Dorf Skierniewice von einem Auto erfasst worden war. Der Mann hatte 12,3 Promille Alkohol im Blut und befand sich nach einem Saufgelage auf dem Weg nach Hause. Aufrecht.

Und dann verschwand Charline einfach. Sang und klanglos wie ein Gewitterwölkchen am Saharahimmel. Nein, Sie denken jetzt sicher in die verkehrte Richtung. Charlinchen hat sich nicht totgesoffen. Sie ist auch nicht an einer Leberzirrhose krepiert oder in irgendeinem Gebüsch rückenlagig an ihrer eigenen Kotze erstickt.

Charline hat sich umgebracht, weil sie nicht mehr wollte. Sie sprang aus dem vierten Stock einer psychiatrischen Klinik und landete auf dem Betonabsatz einer Mauer. Knallharte Ironie des Schicksals. Kein noch so hoher Alkoholpegel hatte sie zur Strecke bringen können. Das musste sie schon selbst in der Klapsmühle erledigen, in die wir sie so oft zum Ausnüchtern gebracht hatten.

Einige Wochen nach Charlines Tod brachten wir ihren Ehemann ebenfalls in die Anstalt am anderen Ende unserer Stadt. Auch er hat dieses Krankenhaus danach nicht mehr verlassen. Vermutlich lebt der Typ noch heute dort, und vermutlich existiert Charline in seiner Welt weiter.

Meine verlorene Wette habe ich mit Lenny zusammen übrigens noch am selben Abend im Irish Pub eingelöst. Wettschulden sind schließlich Ehrenschulden.

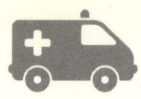

Abenteuer Notrufhotline

Um die Jahrtausendwende herum hatte ich die Gelegenheit, zwei Jahre lang nebenberuflich in einer deutschen Rettungsleitstelle zu arbeiten und somit auch eine andere Seite des Notfallgeschehens kennenzulernen. Dort war es meine Aufgabe, Notrufe von Anrufern entgegenzunehmen, die selbst krank oder verletzt waren oder Hilfe für jemand anderen brauchten.

Sie werden sich jetzt vielleicht fragen, wie man so etwas nebenbei machen kann. Die Frage ist berechtigt. Eine Notfallsituation zu erkennen und dabei mehrere Tätigkeiten gleichzeitig durchzuführen stellt hohe Anforderungen an einen Leitstellenmitarbeiter, denen man nur durch jahrelange Routine gerecht werden kann. Stellen Sie sich vor, Sie müssten Daten nach bestimmten Kriterien filtern, die Informationen in eine Maske tippen und gleichzeitig aufmerksam mit einem Anrufer sprechen – da gerät man sehr schnell ins Schleudern. Erschwerend kommt die Nervosität des Anrufers hinzu, der alle Informationen auf einen Schlag loswerden möchte. Sie müssen das Gespräch so lenken, dass Sie alle nötigen Fakten bekommen und auch erfassen können – und dies in möglichst kurzer Zeit. Sowohl der Telefonist als auch der Disponent einer Leitstelle müssen in der Lage sein, den Überblick zu behalten, um die Situation richtig einschätzen zu können. Während der Telefonist in der Regel die Verbindung zum Anrufer übernimmt, alarmiert und koordiniert der Disponent parallel die Rettungsdienstfahrzeuge. Wenn ein Patient aufgrund der Schwere seiner Erkrankung dem Krankenhauspersonal vorab angekündigt werden muss, übernimmt der Telefonist auch diesen Part.

Eine grundsätzliche Anforderung war damals meine Qualifikation als Rettungsassistent. Klar — ich musste ja irgendwie in der Lage sein, eine Notfallsituation zu erkennen und zu entscheiden, welche Art von Hilfe in dem jeweiligen Fall benötigt wurde. An einen Notruf kann ich mich noch sehr gut erinnern: Der Anrufer befand sich, nachdem er in einen schweren Verkehrsunfall verwickelt worden war, auf einer Straße. Mir läuft es jetzt noch eiskalt den Rücken herunter, wenn ich an die panische Atmosphäre dieses Notrufeingangs denke — an das Rauschen im Hintergrund, an die laufenden Motoren und die erschütternden Hilfeschreie der Menschen.

»Rettungsleitstelle.«

»Mein Name ist Reger. Schnell — wir brauchen Hilfe. Wir hatten einen Unfall.«

»Wo genau befinden Sie sich, Herr Reger?«

»Ich weiß nicht — irgendwo auf einer Landstraße.«

»Von woher kommen Sie?«

»Aus Mühlendorf. Wir wollten nach Eppstein.«

»Dann müssten Sie sich auf der Bundesstraße 593 befinden. Beruhigen Sie sich ...«

»Meine Frau blutet stark. Sie hat eine Verletzung am Hals und bewegt sich nicht«, presste der Anrufer mit sich überschlagender Stimme heraus.

Stellen Sie sich vor, Sie werden plötzlich in einen Unfall verwickelt, Ihr Partner ist schwer verletzt und antwortet Ihnen nicht mehr. Dabei verliert er so viel Blut, wie Sie es normalerweise nur aus Filmen kennen. Ihr gemeinsames Leben nähert sich rapide einem dramatischen Ende. So hatten Sie Ihre Heimfahrt sicher nicht geplant. Rationales Handeln ist hier fast unmöglich.

»Herr Reger, welche Ausfahrt war die letzte, an der Sie vorbeigefahren sind?«

»Ich weiß es nicht. Ich glaube, es war die Ausfahrt nach Bütteldorf.«

»Wie viele Fahrzeuge sind sonst noch in den Unfall verwickelt?«

»Drei. Jemand kam mir auf meiner Seite entgegen. Wir sind zusammengestoßen. Ich blute auch.«

»Und dann?«

»Ich weiß es nicht. Ich konnte nicht bremsen. Hier sind noch drei zerstörte Autos. Der eine Fahrer rührt sich nicht.«

Ich vermutete, dass direkt nach dem Zusammenstoß der beiden Fahrzeuge zwei weitere Autos aus dem nachfolgenden Verkehr in die Unfallstelle gekracht waren. Während ich als Telefonist noch mit dem Anrufer sprach, schickte der Disponent am Funktisch bereits mehrere Rettungswagen, Notärzte und zwei Helikopter zur Einsatzstelle.

»Geben Sie mir die Rufnummer des Handys, von dem aus Sie gerade sprechen.«

»0198. Dann: 564 ... 58 ... 43.«

»Der Rettungsdienst und mehrere Hubschrauber sind bereits unterwegs. Versuchen Sie, die Blutung Ihrer Frau abzudrücken.«

»Ich weiß nicht, wie.«

»Das ist sehr schlecht«, dachte ich. Wenn es eine arterielle Verletzung war, dann würde diese nach kürzester Zeit zum Tod führen. Der erste Rettungswagen benötigte mindestens zehn Minuten zur Einsatzstelle. Das war zu lang, um zu überleben.

»Nehmen Sie ein Handtuch, ein T-Shirt oder was auch immer Sie haben.«

»Margot ... Margot! Meine Frau bewegt sich nicht. Schnell ... bitte ...«

»Ist sie ansprechbar?«

Dann war nur noch das Rauschen der Leitung zu hören. Herr Reger war nicht mehr erreichbar – vermutlich hatte der Akku seines Mobiltelefons den Geist aufgegeben. Ich erfuhr später, dass die Frau bereits tot gewesen war, als Herr Reger bei uns angerufen hatte. Scharfkantiges Blech hatte eine Arterie im Halsbereich verletzt. Frau Reger war verblutet. Auch der bewusstlose Fahrer des Fahrzeugs, das den Regers entgegengekommen war, hatte schlechte Karten gehabt. Die Lagemeldung des ersten Rettungswagens war dementsprechend desillusionierend. Zwei Menschen waren tot, zwei waren schwer verletzt. Lediglich Herr Reger und ein weiterer Fahrer hatten nur mittelschwere Verletzungen.

Natürlich verliefen nicht alle Gespräche in der Leitstelle so ernst und traurig wie das oben dargestellte. Es kam durchaus vor, dass Anrufer versehentlich in der Leitstelle herauskamen – sei es durch Verwechseln der Rufnummer oder durch das Drücken der falschen Kurzwahltaste.

»Rettungsleitstelle.« Rauschen. »Hallo?«

»Hier ist die Oma. Die Oma ...«

»Und hier ist der Rettungsdienstnotruf ...«

»Wie?«

»Hier ist die Rettungs-leit-stelle. Notarzt, Rettungsdienst, Hubschrauber, Rettungswagen, Krankenwagen ...«

»Ich möchte die Emma sprechen.«

»Sie sind aber in der Rettungsleitstelle.«

»Ach so.«

»Sie können einen Krankenwagen haben, aber keine Emma.«

»Seid ihr nicht zu Hause?«

»Noch einmal: Sie sind in der Rettungs-leit-stelle.«

»Ich wollt bloß sagen, dass ich morgen einen Schweinsbraten mache.«

»Alles klar. Dann machen Sie für mich bitte einen mit.«

Ich legte auf.

Gerade ältere Menschen besitzen oft Telefone, die mit großen, auffälligen Kurzwahltasten ausgestattet sind. Taste eins ist dann die Emma, Taste zwei der Notarzt ... Manchmal werden aber beide Tasten verwechselt – wie im Fall der Oma. Aber auch der folgende Anrufer sorgte bei uns für heiteres Gelächter.

»Rettungsleitstelle, guten Abend.«

»Hallo, die Antwort ist ›Kenan, der Abenteurer‹.«

Pause. Ich versuchte zunächst, die Worte des Anrufers irgendwie in ein plausibles Notrufraster zu packen. Doch es gelang mir nicht.

»Äh, bitte – was ist los?«

»Oh ... da bin ich wohl vollkommen verkehrt ...«

»Scheint so.«

»Entschuldigung, da muss ich absolut falsch sein. Auf Wiederhören.«

»Auf Wiederhören.«

Ich legte den Hörer auf. Hoffentlich hatte der Anrufer beim nächsten Mal mehr Glück und konnte sein Lösungswort doch noch loswerden. Ein Zahlendreher war vermutlich dafür verantwortlich gewesen, dass der Mann nicht beim örtlichen Radiosender, sondern bei uns in der Rettungsleitstelle herausgekommen war.

Eine andere, ebenfalls etwas ältere Anruferin wollte einmal lediglich wissen, ob »heute der 23. oder der 24. Januar« sei. Als ich ersteres Datum bestätigte, sagte die Dame nur »Gott sei Dank!« und legte auf.

Und dann war da noch die Anruferin, die ankündigte, sich umbringen zu wollen, da ihr Freund sie verlassen habe. »So ein Quatsch«, dachte ich damals, »so etwas gibt es doch eigentlich nur im Film.« Ein Beziehungsdrama, das die Anruferin auf dem Dach eines Hochhauses austrug. Und ich befand mich in der Rolle des Telefonisten, der im Film die Anruferin durch heldenhaft eloquenten Einsatz zur Nennung ihres Aufenthaltsortes bringt und sie durch Griffe in die psychologische Trickkiste letztlich davon überzeugt, nicht zu springen.

Wenn man einen derartigen Job macht, stellt man sich solche Situationen natürlich manchmal vor. Man geht dann aber meist davon aus, jederzeit Herr der Lage zu sein und das Vorhaben des Selbstmörders durch geschickte Fragen umlenken zu können. Da ich in der Leitstelle kurz nach meinem Einstieg einige erfolgreiche Gespräche mit Anrufern geführt hatte, fühlte ich mich fast unangreifbar und dachte, dass niemand mir und meinen Fertigkeiten widerstehen könne. Dachte ich.

Als es dann wirklich dazu kam, war es der Anruferin bitterer Ernst. Wir führten bereits eine Zeit lang einen Dialog, doch bis dato hatte ich noch nicht herausfinden können, wo sie sich befand. Sie hatte sich über ihr Mobiltelefon gemeldet, und damals hatte man in der Leitstelle noch keine Möglichkeit, die Nummer des Anrufers zu sehen. Es gab auch keine Zwangsfreischaltung bei unterdrückter Rufnummer. Wir mussten daher die Polizei um Handyortung bitten. Das dauerte jedoch eine Weile.

»Wie heißen Sie?«

»Martina.«

»Ich heiße Christian. Darf ich Du sagen?«

»Ja.«

»Wie alt bist du?«

»23. Seit letzter Woche.«

»Hast du gefeiert?«

»Nein.« Geschlossene Fragen waren nicht gut. Potenzielle Selbstmörder müssen reden, damit man Zeit gewinnt. Okay, offene Fragen also.

»Erzähl mir von deinem Freund.«

»Er sagt, er will nicht mehr mit mir zusammen sein.«

»Hat er auch gesagt, weshalb?«

»Nein.« Verdammt, wieder eine geschlossene Frage.

»Ich springe jetzt.«

»Blöde Kuh«, dachte ich, »kennst du nicht den Wert deines eigenen verdammten Lebens?«

»Nein, stopp. Warte! Ich habe noch eine Frage an dich.«

Insgeheim fragte ich mich, aus welchem Grund so jemand überhaupt in der Leitstelle anrief und was ich als Telefonist tun sollte, um den Sprung zu verhindern. Was erwartete der Anrufer in so einem Fall von mir? Eine Lösung? Ein Wunder? Ich hatte weder das eine noch das andere im Angebot.

Endlich konnte die Polizei Martinas Position auf einen benachbarten Ort eingrenzen. Damals funktionierte diese Ortung noch nicht so präzise, wie man sie mittlerweile durchführen kann. Heute sind die Funkzellen in Ballungsgebieten so dicht, dass man die Position eines Anrufers auf einige Meter genau bestimmen kann.

In diesem Fall kamen jedoch nur zwei Häuser infrage, die so hoch waren, dass ein Überleben nach einem Sprung ausgeschlossen war. Der Disponent schickte zu beiden Rettungswagen los, die kurz vor Erreichen der Einsatzstellen das Martinshorn ausschalten sollten. Ich hoffte inständig, dass wir damit richtig lagen.

»Was erwartest du von mir?«, fragte ich Martina.

»Keine Ahnung. Ich will, dass alles so ist wie vorher.«

»Das geht leider nicht. Aber du hast eine Chance, dass es besser wird als vorher.«

»Hm.«

»Erinnere dich an die guten Zeiten.«

»Mir ist kalt. Hier oben ist es windig.«

»Wo bist du? Ich will dir Hilfe schicken.«

»Ich stehe auf dem Versicherungsgebäude Luger. Der Ort heißt Ratling.«

Treffer. Einer der Rettungswagen war richtig und bestätigte, jemanden auf dem Dach stehen zu sehen. Ich betete, dass Martina es sich anders überlegte und unsere Hilfe in Anspruch nehmen wollte.

»Martina, da unten stehen Sanitäter mit einem Rettungswagen. Kannst du sie sehen?«

»Ja.«

»Wenn du willst, kommen sie zu dir hinauf und bringen dir eine Decke. Möchtest du das?« Stille. »Hallo?« Martina antwortete nicht mehr und atmete nur schwer in das Mikrofon hinein.

Dann hörte ich, wie das Handy auf dem Boden des Hochhausdaches aufschlug. Ich vernahm immer schneller werdende Schritte und das Rauschen des Windes. Kein Schrei war zu hören, als Martina über die Dachbegrenzung hinaussprang.

Plötzlich war alles ruhig. Fassungslos lauschte ich noch einige Zeit dem Rauschen der Leitung, bevor ich auflegte und das Drama per Funkverkehr weiterverfolgen konnte. Martina war dem Rettungsassistenten des RTW genau vor die Füße gesprungen und sofort tot gewesen. Die Besatzung des Rettungswagens am Fuße des Hochhauses wurde im Anschluss an diesen Einsatz ausgetauscht. Für die Kollegen, die den Sturz mitansehen mussten, muss dies ein enormer Schock gewesen sein. Niemand kann seinen Dienst noch weiter ausüben, wenn er gerade so etwas miterleben musste.

Ich habe sicher nichts Wesentliches falsch gemacht. Der Ausgang des Einsatzes war bereits entschieden, als ich den Telefonhörer abnahm. Martina wollte meiner Meinung nach nicht umgestimmt werden, sondern nur jemanden an ihrem

Schicksal teilhaben lassen, damit es in letzter Konsequenz für sie einfacher war zu springen. Was tatsächlich in ihrem Kopf vorging, werde ich nie erfahren. Mir blieb nichts anderes übrig, als mir meine eigene Theorie zu stricken.

Noch während meiner Zeit in der Rettungsleitstelle stellte ich mir eine Reihe an Fragen, von deren Beantwortung ich es abhängig machte, ob ich diesen Nebenjob weiterhin ausüben wollte: Kann man den Tod eines Menschen durch eine Intervention am Telefon verhindern? Kann man jemanden am Telefon wirklich davon abhalten, von einem Hochhaus zu springen? Kann man am Telefon genauso wirken, wie man es als Rettungsassistent vor Ort könnte?

Die Antwort war speziell in Bezug auf die letzte Frage für mich ganz klar: nein.

Zwei Jahre nach meinem Einstieg war die Zeit in der Rettungsleitstelle damit für mich vorbei. Um wirklich gut zu sein, brauchte ich den direkten Kontakt zu Patienten und Angehörigen, der mir nur im Rettungsdienst möglich war. Ein routinierter Telefonist hätte in Martinas Fall vielleicht noch etwas ausrichten können. Aber wohl auch nur dann, wenn Martina den Hauch eines Zweifels an ihrer eigenen Entscheidung gehabt hätte.

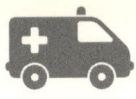

Geiselnahme

Frank stammte aus einfachen Verhältnissen, ohne je eine großartige Chance auf Erfolg gehabt zu haben. Ohne Schulabschluss hangelte er sich von Job zu Job und hatte seit Jahren immer nur kleine Brötchen gebacken. Mal arbeitete er als Regalauffüller in einer Drogerie, dann wieder als Hilfskraft in einer Gärtnerei oder als Ausfahrer bei einem Lieferservice für Pizza und asiatisches Junkfood. Immer unsichtbar. Immer untergeordnet. Immer ganz unten. Als er vor zwei Wochen seinen Traumjob als Lagerist bei der Telekom verloren hatte, war das Fass für Frank endgültig randvoll. Er hatte seinen Abgang beschlossen und wollte diese hässliche und ungerechte Welt für immer hinter sich lassen. Aber nicht einfach so. Ein Paukenschlag sollte Franks Ende verkünden und ihm ein Denkmal setzen. Ganz Deutschland sollte sich für immer an ihn erinnern. Für ein paar Kröten hatte er sich von einem seiner heruntergekommenen Freunde daher eine Handgranate besorgt. Dann suchte er noch ein Waffengeschäft nahe der Altstadt auf, dessen Verkäufer ihm schließlich »Auf Wiedersehen und vielen Dank für Ihren Einkauf!« hinterherrief. Jetzt noch schnell mit dem Fahrrad zu dem Supermarkt, bei dem gerade Sturmhauben im Angebot waren, die nur die Augen des Trägers frei ließen. Das Komplettpaket für den Gelegenheitsverbrecher war damit geschnürt. Frank war zufrieden mit seinen Einkäufen und seinem Plan, den er am darauffolgenden Morgen in die Tat umsetzen wollte.

SBC – »Suicide by Cop«. So nennen Psychologen die perverse Selbstmordvariante, sich durch Kugeln aus einer

Polizeiwaffe hinrichten zu lassen. Die Gründe dafür sind vielfältig. Grenzenloser Hass auf die Staatsmacht lässt die Täter sich selbst als Opfer der Exekutive hinstellen und sich in den Abendnachrichten feiern. Manche glauben auch daran, dass Selbstmord eine Sünde sei, oder sind einfach nur zu feige, um im stillen Kämmerlein ein paar Schlaftabletten mit Wodka hinunterzuspülen. Daher benutzen sie lieber Polizisten, um sie die Drecksarbeit für sich erledigen zu lassen. So wie Frank.

6. Februar, 10.30 Uhr. Der Tag X. Frank betrat die Praxis eines niedergelassenen Zahnarztes in der Hauptstraße und verschwand mit seinem eingerissenen, verdreckten Beutel aus Baumwolle auf der Toilette. Es waren an diesem Tag nicht so viele Patienten anwesend, wie er gehofft hatte. Über 20 Geiseln hätten es schon werden sollen. Kurzes Innehalten. Was, wenn eine Geisel aufmüpfig wurde? Was, wenn nicht alles nach Plan lief? Oder der Zahnarzt ihn nicht ernst nahm? Was, wenn ihn überhaupt niemand ernst nahm? Frank schwitzte. Der Schweiß perlte ihm die Stirn hinab, am Hals entlang, um sich anschließend im blassgrünen T-Shirt zu verlieren. Er trocknete sich die feuchten Hände mit einem Stück Klopapier ab. Dann zog Frank die Sturmhaube über und packte die Waffe samt Handgranate.

»Überfall! Das ist ein Ü-ber-fall!« Köpfe drehten sich zu Frank, der die Tür so fest gegen den Stopper gestoßen hatte, dass die Fenster vibrierten. Starre Blicke, eine Helferin ließ ihre Unterlagen fallen. Blätter flogen durch die Gegend. »Keiner bewegt sich. Verstanden?« Stille. »VERSTANDEN?« Das Nicken aus allen Richtungen erinnerte an das eines sechsjährigen Kindes, das soeben eine Ohrfeige bekommen hatte. Nur das Gluckern der Kaffeemaschine war noch zu hören, als das Telefon der Zahnarztpraxis klingelte. Franks Drohung in Richtung der Helferin wirkte. Das Klingeln verhallte unbeantwortet. Keiner wagte es, auch nur hörbar zu atmen. Plötzlich kam der Zahnarzt kauend aus der Praxisküche und bog um die Ecke. Die Apfeltasche schien ihm förmlich im Hals stecken zu bleiben. Mit weit aufgerissenen Augen blickte er direkt in die Mündung der automatischen Handfeuerwaffe. Dann sprudelte es aus ihm heraus: »Was wollen Sie? Spinnen Sie?«

»Halt's Maul, schluck runter, und schwing deinen Kadaver in die Ecke dort drüben!«

»Was?«

»Ich knall dich ab! Los jetzt!« Die Mündung der Waffe zeigte in Richtung Zahnarztstirn.

Die Gesichtsfarbe des Zahnarztes schlug von Rot nach Weiß um, als dieser den Ernst der Lage begriff. Wie befohlen, schlich er dann zu einem Stuhl in der Ecke. Frank deutete mit der Waffe auf eine Helferin. »Zusperren. Die Eingangstür, verstanden?« Klack-klack. Schon geschehen.

»So, und jetzt will ich keinen Furz mehr hören!«

Auf die Idee, jetzt noch irgendetwas zu sagen, wäre ohnehin niemand gekommen. Franks Anspannung ließ etwas nach, nachdem alle Geiseln gehorcht hatten. Er stellte sich ans Fenster, sah auf die Hauptstraße und wartete.

Am selben Morgen, 5.30 Uhr. Zum Kotzen. Mein Außenthermometer zeigte stattliche 21 Grad unter null an. Ich stellte fest, dass der Atem auch in diesem Februar wieder von innen an der Scheibe festfror. Mein violettfarbenes 97er Ford Escort Cabrio mit einer Menge Rost und einem defekten Kühlmittelthermostat hatte leider keine Standheizung. Es war ein reines Sommerauto. Für mich bedeutete das, dass ich auf meinem drei Kilometer langen Weg zur Wache ungefähr 15-mal anhalten musste, um ein neues Guckloch von außen und innen in die Scheibe zu schmirgeln. Alternativ fuhr ich an manchen Tagen mit offenem Seitenfenster und streckte meinen Kopf hinaus – natürlich nur, sofern die Scheibe nicht festgefroren war und sich öffnen ließ. Wenn mir dann die Gesichtszüge einfroren, was meist nicht lange dauerte, hielt ich doch wieder an und kratzte lieber. Gefrorene Finger sind angenehmer als eine gefrorene Visage. Scheißwinter. Ich mochte ihn noch nie.

Während es langsam hell wurde, saß ich schon lange auf dem Beifahrersitz des Rettungswagens. Das Radio verkündete einen ungemütlichen Vormittag auf den Straßen. Der Verkehr stand still, und die Autobahn war wegen eines Verkehrsunfalles in beiden Richtungen ge… – klack. Mit einer knappen Handbewegung unterbrach ich den Sprecher. Nach drei Krankentransporten hatten Lenny und ich Hunger auf Frühstück. Auf dem Weg zum Bäcker kämpfte ich mich durch dichten qualmenden Stadtverkehr und beobachtete Menschen, die hinter dem Steuer in ihren Autos saßen. Sie waren geblendet vom Hellweiß der Sonne, das ihre Gesichter morgengrau und müde aussehen ließ. Aufgetürmte Schneehaufen am Rande der Straße explodierten in der Sonne zu grellen Lichtkegeln und verschwammen im Vorbeifahren.

Beim Bäcker traf ich zufällig auf Sarah, eine der Krankenschwestern aus der Notaufnahme.

»Hallo, Christian. Hab's leider etwas eilig. In 'ner halben Stunde muss ich in der Notaufnahme stehen. Heute ist Mittwoch, wir haben Praxisvertretung. Da rennen sie uns ab ein Uhr die Bude ein.«

»Du hast es gut, bist um sechs wenigstens wieder zu Hause«, dachte ich und packte mein Salamibrötchen ein. Sarah blickte an mir vorbei und deutete auf unseren Rettungswagen. Lenny zeigte mir von dort mit erhobenem und sich drehendem Zeigefinger einen Notfalleinsatz an, den wir übernehmen sollten.

»Ich hatte eh noch keinen Hunger. Verdammt. Bis später dann in der Notaufnahme.«

Die Einsatzmeldung war komisch. Keinerlei Informationen. Nur die Aufforderung, wir sollten mal »über Draht« kommen, wenn es gehe. Was bedeutete, dass wir anrufen sollten. Ich zückte also mein Telefon und wählte den internen Helpdesk der Rettungsleitstelle an.

»Leitstelle, Michael am Apparat.«

»Christian, RTW 1/83/1. Wie gewünscht über Telefon. Was gibt's denn so Geheimes?«

»Fahrt in die Hauptstraße 44. Da hat einer in einer Zahnarztpraxis circa 20 Geiseln genommen. Mehr weiß ich leider auch noch nicht. Die Polizei organisiert die Sperrung der Hauptstraße in diesem Moment. Es rückt übrigens eine ganzes Heer an Fahrzeugen von uns an.« Klack.

Mittlerweile war Sarah bei uns und wollte wissen, weshalb wir noch nicht losgefahren waren. »Geiselnahme – Zahnarztpraxis. Stellt euch in der Nothilfe heute mal lieber auf etwas mehr Trubel ein.«

»Passt ja auf euch auf!«

»Natürlich passen wir auf uns auf«, erwiderte ich. Bei dem mickrigen Gehalt konnte niemand ernsthaft von uns verlangen, dass wir auch noch unser Leben aufs Spiel setzten.

In gebührender Entfernung, aber mit Sicht auf die Praxis stellten wir uns direkt hinter einen Streifenwagen. Der Polizist nuschelte, aber es fielen die Worte »Geiselnahme« und »Großeinsatz«.

Der Geiselnehmer Frank hatte nach wie vor ein klares Ziel vor Augen: Er wollte sterben. Seine erste Forderung lautete daher, einen Scharfschützen auf einem der Hausdächer gegenüber zu postieren. Ein Wunsch, den ihm die Polizei ganz sicher nicht abschlagen wollte.

Es war nun 13.30 Uhr vorbei. Lenny und ich standen noch immer an derselben Stelle, nur jetzt ohne Essen, denn das Frühstück hatten wir bereits vertilgt. Mittlerweile war auch das Spezialeinsatzkommando eingetroffen. Der Unterschied zwischen der Streifenpolizei und dem SEK ist in etwa vergleichbar mit dem zwischen bodengebundenem Rettungsdienstpersonal und dem Personal eines Rettungshubschraubers. Dazu müssen Sie wissen, dass Besatzungen von Rettungshelikoptern bei Leitstellendisponenten teilweise Helden- bis Götterstatus genießen. Über den Grund hierfür kann man nur spekulieren. Auf jeden Fall ist der Hubschrauber das etwas teurere, schnellere und schonendere Transportmittel – nicht mehr und nicht weniger. Es ist auch nicht so, dass Gott höchstpersönlich aus einem Helikopter aussteigen würde oder ein Patient ohne diese Hubschrauberbesatzung rettungslos verloren wäre. Im Gegenteil. In der Regel ist die gröbste Arbeit bereits erledigt, wenn der Drehflügler landet. Dessen Besatzung erhält im Normalfall einen komplett vorversorgten Patienten zum Transport. Kein Heiligenschein über den Köpfen von Luftrettungsassistenten und Hubschraubernotärzten. Man kann die Welt von oben sehen, und der Patient hat zudem einen Geschwindigkeitsvorteil. Sonst nichts.

Drei hellblaue VW-Busse mit getönten Scheiben und Magnetblaulicht, dem sogenannten Kojak-Light, auf dem Dach fuhren vor. Aus jedem der Busse stiegen sechs bis an die Zähne bewaffnete Männer mit kugelsicheren Westen und warteten auf die Befehle der Führungsebene. Auf dem Dach gegenüber postierten sich zwei vermummte Scharfschützen, luden ihre todbringenden Waffen, positionierten sich und rührten sich nicht mehr von der Stelle.

Mittlerweile hatte sich ein stattlicher Auflauf an Menschen auf der gegenüberliegenden Straßenseite zusammengerottet. Amüsante Szenen spielten sich dort ab. Eine ältere Frau etwa war stinksauer. »Ich muss da rein«, schimpfte sie und deutete auf das Geschäft im Erdgeschoss des abgeriegelten Hauses, »ich habe einen Massagetermin.« Ein Polizist schüttelte den Kopf. »Das geht jetzt aber nicht.« »Und warum?« »Weil es nicht geht.«

Auch eine Anwohnerin aus dem Nachbarhaus, die kurz beim Einkaufen gewesen war, kam nicht mehr zu ihrer Wohnung. »Aber wieso denn?« Die Polizisten hatten mittlerweile Routine. »Weil es nun mal nicht geht.« Punkt.

»50 Geiseln hat er in seiner Gewalt«, wusste einer.

»Ein Selbstmordkandidat wie in Amerika«, analysierte ein älterer Herr im Lodenmantel.

Und ein anderer Schaulustiger korrigierte auf 70 Geiseln.

Das Spezialeinsatzkommando hatte mit den normalen Einheiten der Polizei augenscheinlich nichts zu tun. Ich hatte den Eindruck, dass sogar die Polizisten der örtlichen Polizeiwache nichts über den SEK-Einsatz wussten. Der Rettungsdienst war ebenfalls nicht informiert worden, ob und wann ein Zugriff stattfinden würde. Auch nicht, welche Zusatzgefahren bestanden. Wäre bekannt gewesen, dass Frank eine Handgranate bei sich trug, hätte die Einsatzleitung sicher keine Einsatzzentrale in der Wohnung direkt unterhalb der Zahnarztpraxis eingerichtet. Ich habe mich später mit dem leitenden Notarzt über unsere rudimentäre interne Kommunikation unterhalten. Keiner wusste irgendwas. Immerhin hatte man dem leitenden Notarzt zugestanden, mit im Kreis der Polizeiführungsebene zu agieren. Allerdings ohne irgendein Mitspracherecht in Bezug auf Aktionen.

Auch die rettungsdienstliche Organisation war interessant. Und zwar in dem Sinn, in dem jemand sagt, das Essen schmecke »interessant«, womit er nur seine ausgeprägten diplomatischen Fähigkeiten unter Beweis stellt. Denn eigentlich gab es nur Chaos. Wir hatten keinen Vergleich zu anderen Einsätzen. Niemand wusste, was passieren würde, folglich gab es auch keinen Masterplan. Alles war improvisiert. Wir hatten zwar einen »Einsatzleiter Rettungsdienst«, doch dieser leitete nichts. Ein Lacher war zum Beispiel der Funkspruch: »Der Einsatz in der Hauptstraße heißt ab sofort ›Einsatz Hauptstraße‹«. Diese Meldung hatte genauso viel Wert wie die Lagemeldung »Verdacht auf schwere Kopfplatzwunde«. Entweder hatte ein Patient eine Platzwunde am Kopf, oder er hatte keine. Lenny meinte, nachdem er den Spruch gehört hatte, absolut richtig: »Wenn du glaubst, dieser Einsatzleiter würde einen Einsatz leiten, glaubst du auch, dass ein Zitronenfalter Zitronen faltet.«

Es gibt übrigens noch viele andere lustige Zitate von diesem »leitenden« Herrn. Eines Winters war es spiegelglatt in unserem Landkreis. Niemand war in der Lage, schneller als Schritttempo zu fahren. Das wussten alle, die unterwegs waren. Nur unser Einsatzleiter nicht. Seine über Funk abgesetzte Dienstanweisung, kein Rettungsdienstfahrzeug dürfe mehr als 50 Kilometer pro Stunde fahren, wurde prompt mit der Antwort »Dann fahr doch mal 50« quittiert. Alles lachte.

Journalisten hatten inzwischen ihre Übertragungswagen aufgebaut und damit ausschließlich Probleme generiert. Mal ganz abgesehen vom Fehlergehalt der Meldungen, die zwischenzeitlich produziert worden waren, sorgten diese vor allem für Chaos beim behördlichen Funkverkehr. Die Gigasat-Anlagen der Übertragungswagen hatten scheinbar eine so hohe Sendeleistung, dass unser Rettungsdienstfunk nicht mehr durchdrang. Die Polizei machte daher kurzen Prozess und begrenzte die journalistische Pressefreiheit. So eine Entscheidungsfreudigkeit hatte ich bei Polizisten schon lange nicht mehr gesehen. In diesem Fall war es jedoch nicht weiter verwunderlich, denn die Polizei funkte mit gleicher Technik wie wir in unseren Rettungswagen. Das hieß, wenn die journalistischen Gigasat-Anlagen in Betrieb waren, gab es keinen Funkverkehr zwischen Polizei, Rettungsdiensten und Feuerwehr.

15.45 Uhr. Wir hatten noch immer nichts zu essen gehabt. Doch endlich tat sich etwas – die erste Geisel verließ gerade das Haus.

»RTW 1/83/1? Fahren Sie vor, und kümmern Sie sich um den Patienten«, knisterte es aus unserem Lautsprecher.

Der Patient stieg ein. Neugierig fragten wir nach dem Täter. »Der Gangster ist irgendwie komisch. Er scheint kein rechtes Ziel vor Augen zu haben«, meinte der Mann, der Diabetiker war und kurz zuvor in der Praxis gelogen hatte, dass ihm schwindlig sei und er Insulin brauche.

»Und was hat er gesagt?«

»Nur dass ich gehen darf. Er scheint kein schlechter Mensch zu sein, denn er hatte Mitleid mit mir. Keine Ahnung, was er vorhat. Aber ich kann mir nicht vorstellen, dass er da lebend rauskommt. Ich bete für ihn.«

In der Ambulanz begrüßte mich Sarah.

»Wie sieht es aus?«, fragte sie.

»Laut Aussage des Patienten von gerade eben hat er noch 14 Menschen in seiner Gewalt. Sein Ziel ist unklar.«

»Unklar?«

»Ja. Bislang hat er nur gefordert, auf dem Dach gegenüber Scharfschützen zu postieren.«

»Dann will er wohl 'nen theatralischen Abgang, oder?«

»Genauso ist es.«

Lenny und ich fuhren zurück zur Praxis. Mittlerweile wurde es dunkel. Erste Schneeflocken landeten sanft vor unserem Rettungswagen und bedeckten die Straße.

Nacheinander wurden nun 13 weitere Geiseln entlassen und durften die Praxis verlassen. Einige von ihnen brachen noch auf der Straße zusammen und entwickelten in der Folge eine posttraumatische Belastungsstörung. Das war sicher der teuerste Zahnarztbesuch ihres Lebens.

19 Uhr 50. In der Praxis war es still. Durch das Fenster war zu beobachten, wie Frank rastlos hin und her lief. Ab und zu zupfte er den Vorhang beiseite und spähte hinunter auf die Straße. Nur noch die Zahnarzthelferin befand sich in seiner Gewalt. Kalkulierbares Risiko für die Exekutive. Der Polizeichef sagte später auf der Pressekonferenz, dass Frank die letzte Geisel nicht habe gehen lassen.

20 Uhr 02. Ein Knall und dichter Rauch. Die Eingangstür flog auf. Das Schloss war zerstört. Drei vermummte SEK-Beamte stürmten mit vorgehaltenen Waffen in die Praxis und überraschten Frank. Noch kehrte er ihnen den Rücken zu, drehte sich aber schnell herum. Seine Augen trafen die des ersten Polizisten. Die nachfolgenden Szenen spielten sich im Zeitraum weniger Sekunden ab.

»Waffe weg!« Erste Warnung.

Frank hatte nicht damit gerechnet.

»Waffe weg!« Letzte Warnung.

Frank bewegte sich keinen Millimeter. Ich glaube nicht, dass Frank eine realistische Möglichkeit hatte, zu reagieren und die Waffe aus der Hand zu legen, da einer der Beamten keinen Bruchteil einer Sekunde zögerte.

Die erste Kugel schlug mit der Härte einer Dampframme durch Franks Brust. Während er zurücktaumelte, bahnte sich eine zweite Kugel ihren Weg durch seinen rechten Lungenflügel wie ein heißes Messer durch Butter. Vielleicht hatte Frank noch Zeit, Reue oder Schuldgefühle zu empfinden. Vielleicht aber auch nicht.

Eine dritte Kugel traf Franks Stirn. Der Schädelknochen zersprang, das Projektil biss sich durch den Frontallappen und weitere Teile des Gehirns. Beim Durchschneiden des zweiten

Hirnnervs explodiert das Sehen in bunten Blitzen. Das Projektil verschmolz mit dem Gewebe des Großhirns und ließ Franks Bewusstsein für immer erlöschen. Während eine der großen Hirnarterien eine Blutfontäne aus der Nase schießen ließ, durchschlug die Kugel den Hirnstamm. Um 20.03 Uhr war Franks Leben zu Ende. Sein Plan war aufgegangen.

Nach dem Einsatz verließen die Leute des Sondereinsatzkommandos die Szenerie genau so, wie sie eingetroffen waren. Ungefähr 30 Sekunden nach den Schüssen eilten die vermummten Beamten aus dem Hauseingang, sprangen in die VW-Busse und fuhren von der Einsatzstelle weg. Uniformierte Polizisten führten nun die letzte Geisel hinaus, die junge Zahnarzthelferin, die ihre Beherrschung bis dahin bewahrt hatte. Sie stolperte in der Eingangstür über die Schwelle und brach erst dann in Tränen aus, weil nun der ganze Stress von ihr abfiel wie das letzte Herbstblatt von einem Baum. Das Mädchen war bis dahin nach außen ruhig geblieben und hatte sogar noch während der Geiselnahme ein Interview gegeben, als ein großer Radiosender in der Praxis angerufen hatte, um die Geisel zu befragen. Dieser Anruf hatte nicht gerade zur Entspannung der Lage beigetragen, da Frank dem Mädchen in diesem Moment seine Waffe an den Kopf gehalten hatte.

Wir packten unsere Sachen zusammen und machten uns auf den Heimweg. Im Radio spielten sie das Interview ab, das bereits kontrovers diskutiert wurde. Lenny kam zu der Erkenntnis, dass es auch unter Radiosprechern völlig skrupellose Menschen gibt, die kein bisschen über eventuelle Folgen nachdenken und wohl alles für ihre beschissenen Einschaltquoten tun würden. Der Moderator des Radiosenders hätte schließlich eine nicht ungefährliche Situation auslösen können, wenn die Geisel bei einer Frage das Falsche gesagt hätte.

Perfekt geformte Schneeflocken fielen wie Wattebällchen vom Himmel und bedeckten die Straßen mit weißem Flaum. Die letzten Journalisten packten ihre Kameras und Mikrofone ein, stiegen in die Autos und räumten endlich die Hauptstraße. Menschen liefen an der Zahnarztpraxis vorbei, als ob nichts passiert wäre. Sie ahnten auch nichts von der Tragödie, die sich noch vor Kurzem hier in diesem Gebäude abgespielt hatte.

Später stellte sich heraus, dass Franks Waffe nur eine Gaspistole gewesen war, die niemanden hätte töten können. Auch die Handgranate war nicht scharf gewesen, sondern ein täuschend echt aussehendes Feuerzeug. Den Polizisten war trotzdem keine andere Wahl geblieben. Denn niemand war in der Lage, innerhalb weniger Augenblicke den Unterschied zwischen einer scharfen Pistole und einer Spielzeugwaffe zu erkennen. Sie hatten die tödlichen Schüsse auf Frank abfeuern müssen. Und das war ja auch genau das gewesen, was Frank gewollt hatte.

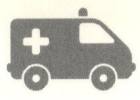

Ein Schritt zu weit

Bertram war schon immer der typische Verlierer. In der Grundschule hatten sie ihn wegen seiner abstehenden Ohren und seiner Figur gehänselt, denn er sah von der Seite aus wie ein Fragezeichen. Ein Opfer, wie man im heutigen Jugendslang sagen würde. In der Hauptschule hatte seine Pubertät darin gegipfelt, dass ihn zwei seiner damaligen Mitschüler verprügelt und mit seiner eigenen Unterhose über dem Kopf vorne über ins Mädchenklo getaucht hatten. Mehrere Schüler hatten bei dieser demütigenden Inszenierung zugesehen und waren in vernichtendes Gelächter ausgebrochen. Auch der letzte Klassenkamerad, mit dem sich Bertram bisher gut verstanden hatte, kehrte ihm daraufhin den Rücken zu.

Die letzte Frau hatte Bertram drei Jahre lang ausgenommen wie eine Weihnachtsgans und ihm dazu noch ein Kind von einem anderen angehängt. Am 3. Juni ließ sie ihn dann plötzlich fallen wie eine heiße Kartoffel. »Es ist vorbei«, meinte sie nur, nahm ihre bereits gepackte Tasche und verließ die gemeinsame Wohnung, ohne sich noch einmal umzudrehen. Keines Blickes würdigte sie ihn, als sie in ihr Auto stieg und davonfuhr. Alles hatte dieses Luder mitgenommen bis auf die schwarze Rose aus Plastik, die er ihr zum ersten Jahrestag geschenkt hatte.

Ab diesem Moment soff Bertram wie ein Loch. Zwei Tage nach dem Beziehungsende fuhr er mit seinem vier Wochen alten Auto im Rausch gegen ein Bushäuschen. Die Polizei hatte daraufhin Bertrams Führerschein sichergestellt und ihm einen Strafprozess angekündigt. Er wusste, dass er mit zwei Promille keine Chance vor Gericht haben würde. Der perfekte 46. Geburtstag.

Am Tag nach dem Crash musste Bertram seinem Chef erklären, dass er als Außendienstmitarbeiter nun keinen Führerschein mehr besaß. Der Firmenboss eines Unternehmens für Elektronikartikel hatte ihn in sein Büro gebeten. »Mensch, wie konnte das denn passieren?«, hatte er gefragt und den Kopf geschüttelt. »Ich würde sagen, Sie unterschreiben einen Auflösungsvertrag. Das ist das Unkomplizierteste für uns alle«, fügte er hinzu, »und wenn Sie Ihren Führerschein wiederhaben, dann rufen Sie mich einfach an.« Gesenkten Hauptes hatte Bertram seine ehemalige Firma verlassen, wohl wissend, dass er niemals wieder über diese Schwelle treten würde. Auf der Heimfahrt spulten sich alle Schicksalsschläge vor seinem geistigen Auge wie ein Film ab. Wie ein roter Faden zogen sie sich durch sein armseliges Leben. Doch Bertrams Schmerzgrenze war jetzt überschritten.

»Mach dir keine Sorgen, Mama«, sagte er ins Telefon, »ich muss nur etwas erledigen. Bin bis heute Abend zurück.« Dann legte er auf, duschte und ging zum Kleiderschrank. Sein schönster Anzug sollte es zu diesem Anlass sein. Er verließ das Haus und stieg in den Linienbus, der sich in Bewegung setzte und als Nächstes vor dem Wedge-Gebäude stoppte. Das Wedge-Gebäude war nach seinem Architekten benannt und das höchste Bürogebäude dieses Ortes. Die milchgläserne Eingangstür prallte mit dem Türgriff gegen den abgewetzten Stopper dahinter, als Bertram das Gebäude betrat. Im Aufzug drückte er die Taste mit der Ziffer 26. Ganz nach oben. Über die große rote Stahltür gelangte er zum Dach. Er trat hinaus, und die Tür fiel dumpf hinter ihm ins Schloss.

Die Geräusche der Stadt waren hier oben noch zu hören und der Wind, der klagend um die Ecken pfiff und sich zwischen allen Ritzen hindurchdrückte. So, als ob er etwas sagen wollte. Als ob er warnen wollte. Warnen vor etwas, das sich nicht mehr zurücknehmen lassen würde. Schritt für Schritt näherte sich Bertram seinem Ziel. Er atmete tief durch und blickte über die ganze Stadt – er war frei und ignorierte den Wind.

Ich hatte mir den Wecker eigentlich auf fünf Uhr gestellt und schreckte hoch. Nach viermaligem Drücken der Snooze-Taste war es 5.28 Uhr. Verdammt. Kein Kaffee. Nur schnell raus, Katzenwäsche und ab ins Auto. Jetzt einfach im kuschligen Bett liegen bleiben, die Decke über den Kopf ziehen und weiterpennen. Das wär's. Vorher noch der schnelle Griff zum Telefon: »Ich melde mich krank mit Durchfall und Bauchweh.« Aber nein. Ich bin einfach nicht so, denn irgendjemand muss das immer ausbaden. Leider.

Bis zur Mittagszeit hatten Lenny und ich fünf Einsätze abgearbeitet: eine Fingerverletzung in einer Turnhalle, einmal Grippe mit Fieber und ein Kollaps nach ehelichem Streit. Die beiden anderen Einsätze waren so banal und überflüssig, dass ich sie gar nicht erst erwähnen möchte. »Alles unwahrscheinlich dringende Indikationen für einen Rettungswagen«, spottete ich. »Komm, lass uns Essen holen.« Die Wahl fiel diesmal auf den Chinesen. Kurz bevor wir unser Ziel erreicht hatten, funkte uns die Leitstelle an.

»RTW 1/83/1 von Leitstelle?« Wir antworteten einfach nicht. Ich war mir mit Lenny einig, dass wir zunächst einmal etwas essen wollten und unser zweiter Rettungswagen diesmal arbeiten sollte. Die hatten schließlich erst einen einzigen Einsatz gehabt. Wenn wir uns einfach nicht meldeten, würde der Disponent der Leitstelle sicher zuerst die Kollegen schicken, dachte ich. Doch Pustekuchen.

»1/83/1?« Pause. »Ach kommt schon, Jungs. Ich hab Arbeit für euch.«

Wir waren anscheinend wirklich die Nächsten am Einsatzort. »1/83/1 auf Empfang und schreibklar.« Pech gehabt.

»Fahrt zum Wedge-Gebäude, ein bevorstehender Suizid. Person droht zu springen. Der Notarzt und die Polizei sind ebenfalls alarmiert.« Ende der Mittagspause, die noch gar keine gewesen war.

Während wir vor den überdachten Eingang des sechseckigen, gläsernen Bürogebäudes rollten, drehte sich eine Menschenmenge zu uns um. Absperrbänder der Polizei verhinderten, dass die Gaffer in das Gebäude dringen konnten. Gelegentlich fiel mein Blick auf einzelne Gesichter, auf denen Gier zu erkennen war wie bei Kindern an Weihnachten, wenn es Geschenke gibt. Sie wähnten sich wohl in anonymer Sicherheit. Die meisten der Gaffer waren natürlich rein zufällig hier. Standen gerade beim Rauchen oder mussten genau jetzt mit ihrem Köter raus. Sicher hofften sie darauf, dass in ihre eigene heile Welt ein wenig vom Unglück anderer einzog, damit es wenigstens eine Spur interessanter wurde. Und fürs heimische Familienalbum wurden dann schnell noch ein paar Fotos vom Ereignis geschossen. Ein Neugieriger hatte sich sogar auf dem Dach eines Unterstandes für Fahrräder postiert. Direkt gegenüber dem Hochhaus, mit bester Sicht. Professionell bewaffnet mit einer digitalen Spiegelreflexkamera und einem Teleobjektiv, mit dem er als Sportfotograf hätte agieren können, ließ er seinem fotografischen Können freien Lauf. Hemmungslos mittendrin statt nur dabei.

Kurze Zeit später sprachen Polizisten dem Hobbyfotografen zum Glück einen Platzverweis aus und stellten die Kamera mitsamt Speicherkarte und Objektiv sicher. Der Profigaffer hatte mindestens einen Monatslohn verloren, denn die Ausrüstung sah nicht billig aus. Die Strafe würde wohl auch kein Schnäppchen werden. Selbst schuld.

Ein Polizist deutete auf das Dach des Wedge-Gebäudes und nickte mir zu: »Das Psychologenteam ist auch schon unterwegs.« Ich konnte den Umriss eines Menschen erkennen. Bertram stand ganz oben und wartete an der Schwelle zum Jenseits. Er war konzentriert und regungslos wie ein Turmspringer, der gleich mit eleganten Bewegungen in kühle Fluten eintauchen würde. Wenn jetzt niemand etwas unternahm, würde das Psychologenteam zu spät kommen. Während Lenny über das Funkgerät den Kontakt zur Leitstelle hielt, lief ich in das Gebäude. Der Aufzug brauchte lang, bis er mich ins oberste Geschoss gebracht hatte. Ich drückte die große rote Stahltür zum Dach auf.

»Verpiss dich!«

»Hey ... Stopp! Warte!« Ich kam näher. »Warte. Lass uns reden!«

Ich bewegte mich auf Bertram zu, der etwas größer war als ich und deutlich schwerer. Defensive Haltung, beide Arme in Abwehr, als wenn ich einem Aggressor gegenüberstünde. Ich blickte in Bertrams Augen. Meine Stimme hätte sich bestens für die nächste Ausgabe vom *Wort zum Sonntag* geeignet. Nur nicht zu laut werden oder gar aggressiv klingen, war meine Devise. Die folgenden Minuten würden zeigen, ob ich den Rapport, die Verbindung, zu Bertram herstellen konnte. Konnte ich Bertram umstimmen, würde er das Gebäude hoffentlich lebend verlassen. Wir würden dann erhobenen Hauptes an den ganzen Gaffern vorbeigehen und den Rettungswagen betreten. Dann würde ich Bertram in eine psychiatrische Klinik auf die Krisenstation bringen. Und ich wäre der Held dieser Geschichte, die das Leben geschrieben hatte. So war zumindest mein Plan.

Ich musste Bertram nur noch davon überzeugen, dass der Sprung in die Tiefe zu diesem Zeitpunkt einer seiner größten Irrtümer wäre. Jetzt, da er am Tiefpunkt seines Lebens angekommen war und nicht noch weiter sinken konnte. Jetzt, da es doch nur noch aufwärtsgehen und besser werden konnte. Aber wie sollte ich das anstellen? Auf jeden Fall musste ich das Gespräch suchen.

»Wie heißt du?«

»Bertram.«

»Und warum suchst du dir für heute keine andere Nachtmittagsbeschäftigung?«

»Wohl 'nen Scherzkeks gefrühstückt heute ...«

»Wenn der Lack in deiner Birne mal splittert, hilft 'ne Psychotherapie.«

»Sicher. Psycho-Fuzzis gibt's genug, die einem die Knete mit Gefasel aus der Tasche ziehen. Lass mich in Ruhe. Ich hab kein Geld für so einen Käse ... jetzt eh nicht mehr.« Klare Antwort.

»Was meinst du damit?«, fragte ich.

»Vorgestern habe ich meine Karre besoffen an so ein beschissenes Bushäuschen gefahren. Die Bullen haben mir meinen Lappen weggenommen.«

»Verstehe.«

»Gar nichts verstehst du. Nichts. Ich mach diesen Scheiß nicht mehr so lange mit, bis ich meine goldene Uhr bekomme.« Einen kurzen Moment hielt ich inne. Bertram blickte mich aus dem Augenwinkel an. »Ich tu dir jetzt leid, oder? Wieder so ein Freak, der seinem Leben ein Ende bereiten will. Aber du tust mir auch leid.«

»Warum?«

»Ständig solche Freaks wie ich. Ständig das ganze miese Elend. Nichts davon bleibt dir erspart.«

»Niemand tut mir leid, der sein Leben einfach so in die Tonne treten will.«

»Einfach so«, wiederholte Bertram und starrte ins Leere.

Konfrontative Gesprächsführung war nicht jedermanns Sache. Hoffentlich hatte ich mich nicht zu weit aus dem Fenster gelehnt. Meine Güte. Wie war das alles noch gleich? Paraphrasieren? Carl Rogers? Spiegeln? Alles vergessen. Alles, verdammt. Nur die Konfrontation nicht. Die Krisenintervention funktioniert leider nicht nach dem Wenn-dann-Schema. Man kann nicht einfach irgendetwas sagen, und jeder Patient reagiert dann identisch. Es gibt kein Schema F, kein Flussdiagramm oder einen Zaubersatz. Auch existiert kein bestimmter Tag, an dem Patienten so reagieren, und einen anderen, an dem das eben nicht so ist. Wenn es dem Retter in dieser Situation nicht gelingt, sich dem potenziellen Selbstmörder anzupassen, sieht es zappenduster aus.

Mein Handy vibrierte hörbar. Vermutlich war es Lenny oder die Leitstelle, die einen Zwischenbericht haben wollte. Ich hob nicht ab.

»Geh doch dran. Sind bestimmt deine Kollegen. Die wollen hören, ob du mich schon überzeugt hast.«

»Und? Bleibst du?« Nur die Stadt und mein Herzschlag waren zu hören. Ich hatte Angst vor Bertrams Antwort.

»Was würdest du tun, wenn deine Frau dir in den Arsch tritt und dich bescheißt? Mit 'nem anderen, dessen Kind sie dir noch anhängt. Und du zahlst und zahlst. Und was würdest du tun, wenn du deinen Job verlierst? Und du bist auch noch selbst schuld daran.« Bertram wurde wütend. »Dann dein Führerschein. Der ist jetzt weg – durch deine eigene Schuld. Und genau deswegen ist dein Job weg und deine Karre im Eimer. Du wurdest dein Leben lang verspottet und geschlagen.« Bertrams Schreien hallte über das Dach. »Und jetzt? Was jetzt? Hast du irgendwelche klugen Ratschläge auf Lager?«

So hatte ich das nicht geplant. Eigentlich wäre jetzt der Zeitpunkt gekommen, um Bertram eine Zigarette anzubieten und so vielleicht eine Zigarettenlänge Zeit zu schinden. Schachtel aus der Brusttasche holen, einen Glimmstängel herausnehmen, anzünden und genussvoll daran ziehen. Dann den Qualm in die Luft blasen, den Rauch schmecken. Und anschließend hätte ich Bertram fragen sollen, ob er auch eine haben wollte. Natürlich hätte er gewollt. Zum allerersten Mal in meinem Leben verfluchte ich, dass ich nicht rauchte. Keine Zigarette, kein Zeitschinden. Bertrams Blick wandte sich dem Boden zu.

»Ich habe keine Lust mehr. Ich kann auch nicht mehr. Warum weitermachen, wenn das Aufhören so einfach ist?« Der letzte Satz kam so leise, dass ich ihn kaum verstehen konnte.

In genau diesem Moment trat eine Blockade bei mir ein. Ich war plötzlich unfähig, noch einen vernünftigen hilfreichen Satz zu formulieren. Der passende Zeitpunkt für psychologische Unterstützung war gekommen. Ich musste jetzt eigentlich reden. Ich spürte, dass Schweigen in diesem Moment fatal war, aber mein Hirn war blockiert – der klassische Blackout.

Für einen Moment unaufmerksam, streifte mein Blick den Horizont und visierte die Silhouette der Stadt an. Bertram zog derweil eine schwarze Plastikrose aus der Innentasche seines Jacketts und hielt sie in seiner ausgestreckten Hand. Nur das Pfeifen des Windes war zu hören. Es verstrich eine Minute des Schweigens, dann ging alles ganz schnell.

»Das Panorama der Stadt ist wunderschön«, meinte Bertram, während ihm Tränen über das Gesicht liefen. »Der blaue Himmel ist so, wie ich ihn mir für heute gewünscht habe.«

Dann trat er über den Rand der Dachbegrenzung und fiel lautlos in den Tod.

Im Moment des Fallens schien die Stadt den Atem anzuhalten. Für mich dauerte es Minuten, bis ein dumpfes Klatschen zu hören war und ich wusste, dass es vorbei war. In Wirklichkeit waren es aber nur Sekunden. Für einen Augenblick war es so, als hätte ich selbst den Schritt über die Schwelle getan und wäre gesprungen. Mein Tinnitus schmerzte, während ich an den Rand des Daches kroch und Bertram mit zerplatztem Kopf unten liegen sah. Ich hatte ihn verloren.

Wenn ein Mensch wie Bertram den definitiven Entschluss zum Sprung in die Tiefe gefasst hat, hat der betroffene Helfer vor Ort fast keine Chance zur erfolgreichen Intervention. Wichtig ist zu verstehen, dass der Versuch eines Freitodes zumeist krankhaft ist. Das Vorhaben, sich selbst zu töten, ist in vielen Fällen das Symptom einer psychischen Störung. Durch deren Behandlung kann der Hang zum Selbstmord erheblich reduziert werden. Die Rückfallquote ist leider trotzdem sehr hoch. Das präsuizidale Syndrom schließt aus, dass der potenzielle Selbstmörder angemessen über sich und seinen eigenen Zustand urteilen kann – er gilt in diesem Moment als unzurechnungsfähig.

Am Himmel zog ein Flugzeug vorüber und schleppte einen weißen Schleier hinter sich her. Es roch nach Gegrilltem, und in der Ferne war ein Martinshorn zu hören – vielleicht das Psychologenteam. Die Gaffer starrten mich an, als ich durch die Eingangstür des Wedge-Gebäudes nach außen trat. Lenny empfing mich am Fuße des Hochhauses und meinte nur, mich treffe keine Schuld an Bertrams Tod. Das mochte sein, nützte Bertram aber nichts mehr.

Kindergeschrei und das Weinen umherstehender Menschen ließen mich trotz sommerlicher Temperaturen frieren, während zwei junge Polizisten Bertram mit einem Tuch abdeckten. Der Schreck stand ihnen ins Gesicht geschrieben, als sich das Tuch auf der einen Seite rot einfärbte. Die beiden Polizisten wünschten sich in diesem Moment ganz sicher auch, an einem anderen Ort zu sein.

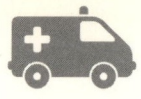

Chemieunfall

Meinen Kollegen Manfred nannten alle nur Blaulicht-Manni. Er war ein drahtiger und quirliger Kerl, der seine allgemeine Missbilligung gegenüber allem gelegentlich durch cholerische Wutausbrüche zum Ausdruck brachte. Als Kaffee- und Zigarettenjunkie sah man ihn fast nie ohne seine geliebte Giftnudel in der einen und eine Tasse heißen schwarzen Wachmacher in der anderen Hand. Dass seit einiger Zeit Rauchverbot in allen Bereichen der Wache herrschte, störte Manni natürlich außerordentlich. Regelmäßig durften wir deshalb an lautstarken Verbalentgleisungen teilhaben. Seine Eskalationen endeten zumeist in der Feststellung, an welchem Körperteil man ihn bei gegensätzlicher Meinung lecken könne. Seitdem man ihm seine Steigbügel im Innenohr durch etwas Künstliches ersetzen musste, hörte Manni auch noch schlecht. Ich gönnte es ihm wirklich sehr, als er zwei Jahren später in den Ruhestand gehen konnte.

Wir schreiben den 2. August. Lkw-Fahrer Peter war an diesem Nachmittag unterwegs, um seine Lieferung zum Auftraggeber zu bringen. Sein Lkw war ein 27 Tonnen schweres Vehikel mit einem Anhänger, in dem sich alle Arten von Flüssigkeiten transportieren ließen. Peter fuhr die berüchtigte Bundesstraße entlang. Während er unsere Rettungswache passierte, hämmerte *Born To Be Wild* aus seinen Boxen. Seine Hand umklammerte den Kaffeebecher mit der Abbildung eines amerikanischen Trucks, den ihm seine Tochter zum 40. Geburtstag geschenkt hatte.

Kurz bevor Peter mit seinem Lkw die Anschlussstelle der Autobahn erreicht hatte, griff er zu seiner Zigarettenschachtel, nahm eine Kippe heraus, zündete sie an und legte das Päckchen zurück in die Ablage. In einem Moment der Unachtsamkeit rutschte die brennende Zigarette aus Peters Hand. Sie rollte über das Hosenbein und den Sitz in den Fußraum und fing an, sich durch die Fußmatte zu schmelzen. Peter schrie fluchend auf, beugte sich nach unten, um das Malheur zu beheben. Der Versuch, die Kippe mit einer Hand zu ergreifen, ging daneben, und zwar gründlich. Während die andere Hand das Lenkrad festhielt, angelte er vergeblich nach der Zigarette. Als er sich wieder aufrichtete, riss Peter unwillkürlich am Lenkrad, sodass das Unglück seinen Lauf nahm. Wenn man einen fast 30 Tonnen schweren Lkw fährt und während einer Geradeausfahrt bei 80 Kilometern pro Stunde unvermittelt am Lenkrad dreht, ist das Desaster unvermeidlich: Der Lkw ändert schlagartig seine Richtung und verliert dabei Stabilität und Spur. Er kippt und stürzt.

Zur gleichen Zeit ging es in unserer Rettungswache ruhig und gelassen zu. Manni saß am Küchentisch, las ein Boulevardblättchen und nippte wiederholt an seiner Tasse schwarzen Filterkaffees. Wie immer murmelte er dabei einige unverständliche Worte.

Plötzlich zerteilte der Alarmempfänger die Stille. Und Manni war nicht nur quirlig, er war auch zackig bei der Sache, wenn etwas passierte. Insbesondere, wenn es um Fahrten mit Blaulicht und Martinshorn ging. Er hatte seinen Spitznamen schließlich nicht umsonst bekommen. Stellen Sie sich bitte mal einen Comic vor, zum Beispiel *Tom und Jerry*. Kater Tom steht locker und lässig mit Zigarre, Zylinder und Schnapsglas da, während Jerrymaus einen Ballon direkt hinter ihm zum Platzen bringt. Im nächsten Bild sieht man nur noch Zigarre, Zylinder und Schnapsglas – und eine Staubwolke. Ohne Tom. So ähnlich sah eine Szene mit Manni aus, wenn der Alarmempfänger auslöste.

Sieben Minuten später war Manni mit seinem Kollegen bereits am Ort des Geschehens und machte Meldung.

Manni: »Hier ist der RTW 1/83/2. Ein Lkw hat sich auf die Seite gelegt.«

Leitstelle: »1/83/2, verstanden. Um welchen Fahrzeugtyp handelt es sich?«

Manni: »Um einen Lkw. Das sagte ich bereits.«

Kurze Funkstille. Irgendetwas rauschte im Lautsprecher unseres Funkgerätes. Man konnte förmlich sehen, wie der Leitstellendisponent in sich zusammengekauert auf seinem Bürostuhl schwitzte. Der Kopf hochrot, die Adern geschwollen, mit Schweißperlen auf der Stirn. Die Atmosphäre: dynamitgeladen. Auch der Disponent wusste, mit welchem Rettungsassistenten aus unserem Bereich er es hier zu tun hatte.

Manni: »Da sprudelt etwas aus dem Lkw.«

Leitstelle: »Muss ich mir hier alles selbst zusammenreimen?«

Manni: »Könnte Benzin sein.« Stille. »Nein, Moment. Die Brühe läuft aus dem hinteren großen Tank aus.«

Leitstelle: »Chemieunfall? Geben Sie mir bitte die Ziffern der Warntafeln durch.«

Manni: »Das Zeug blubbert gerade ins Erdreich. Auf jeden Fall scheint es ein Chemielaster zu sein.«

Leitstelle: »Bitte Funkstille bis auf Widerruf, mehrere Alarmierungen ...«

Auf Knopfdruck waren ein vollständiger Sanitätszug, der ABC-Trupp der nahe gelegenenen Feuerwehr, verschiedene Rettungshubschrauber, das Technische Hilfswerk und mehrere Rettungswagen und Notärzte zur Einsatzstelle unterwegs, insgesamt etwa 50 Einsatzfahrzeuge. Der Dialog zwischen Manni und dem Leitstellendisponenten war aber noch nicht beendet.

Manni: »Wir haben es mit einer flockenden weißen Flüssigkeit zu tun. Da ist ein riesiger Krater im hinteren Teil des Lkw.«

»Können Sie mir jetzt endlich sagen, was auf den orangefarbenen Warntafeln steht?«, schnauzte der Disponent. Die Gefahrentafel ist eine rechteckige, orangefarbige Tafel, anhand deren man den Inhalt eines Fahrzeugtanks identifizieren kann. Die darauf abgebildete Gefahrnummer gibt Aufschluss über die Art der Gefahr.

»Es gibt keine Warntafeln«, antwortete Manni, bestand aber darauf, dass die Warneinrichtung beim Umkippen abgefallen sein musste. Den Einwand, diese Tafeln müssten sich dann doch irgendwo in der Nähe des Lkws befinden, überhörte Manni geflissentlich.

»Dann verziehen Sie sich mal lieber, bevor Ihnen das Ding um die Ohren fliegt«, warnte der Disponent.

Nein, keine Warntafeln. Aber Manni konnte immerhin durchgeben, was auf dem Anhänger des Lkw stand. Vermutlich stockte dem kompletten Rettungsdienstbereich der Atem. Mittlerweile hatten sich auch nicht nur Polizei und Presse auf unseren Funk aufgeschaltet, sondern ebenfalls die oberste Rettungsdienstbehörde – das Innenministerium. Alle warteten. Vermutlich befand sich Acetonperoxid im Tank. Oder sogar Pikrinsäure. Womöglich auch Toluol, bei dessen Explosion man lieber dezent die Köpfe einziehen sollte. Oder, oder, oder.

Hätte Manni beim Familienurlaub in Rimini doch nur besser aufgepasst!

In geschwungener Schrift standen die Worte »Trasporto Latte« auf dem silbernen Tank. Milchlaster. Milch, die beim Auftreffen auf den knallheißen Asphalt sofort ausgeflockt war. Mit seiner Lagemeldung hatte Manni unseren Rettungsdienstbereich schlichtweg lächerlich gemacht.

Nach diesem Ereignis machten wir Manni regelmäßig und liebevoll kleine Präsente. Und zwar zu seinen Geburtstagen und den Jahrestagen des Milchlasterunfalls. Das erste Geschenk war ein kleines Taschenwörterbuch der italienischen Sprache. Manni hat dazu nicht viel gesagt. Außer dass wir ihn endlich in Frieden lassen sollten.

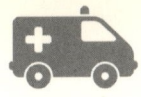

Letzte Ausfahrt Altenheim

Am Morgen des fünften Oktober lag der Schichtwechsel noch in weiter Ferne. Lenny und ich waren seit kurz nach 18 Uhr durchgefahren und hatten allmählich ziemlich Hunger. Die Uhr zeigte genau 4.01 Uhr.

Vor einer Minute hatte demnach unsere Lieblingsbäckerei geöffnet. Nicht den Haupteingang für den Kundenverkehr, sondern die Hintertür eigens nur für Retter und Polizisten. Wir steuerten also auf den Laden zu und stellten den Rettungswagen im Hof ab. Die Tür stand offen und lud uns ein einzutreten. Im grellen Licht waren die Gesellen zu sehen, die seit zwei Uhr frische Backwaren und vieles mehr produzierten. Schließlich wollten die Bürger pünktlich zum Frühstück mit frisch gebrühtem Kaffee ihre Brötchen genießen.

Mit dem Eintreten tauchten wir ein in einen Duft von frischem Brot, Croissants und Süßwaren, der unsere Nasenschleimhäute durchdrang und uns den Mund wässrig werden ließ. An diesem Tag musste es eine Marzipanstange sein: Zuckersüßer Blätterteig mit gerösteten Mandelblättchen und Puderzucker umgab den weichen, saftigen Kern aus Marzipanmasse. Ich schnappte mir gleich zwei Stück. Der Blätterteig war mittlerweile auf mundschleimhautverträgliche Temperatur abgekühlt. Ich biss also hinein. Meine obere Zahnreihe durchdrang den Blätterteig und knackte dabei einige Mandelblättchen. Dann trafen meine Zähne auf die Marzipanmasse, von der ich ein großes Stück auf einmal abbiss. Was ich in diesem Moment leider nicht bedacht hatte: Der Geselle hatte das Backblech erst kurz vorher aus dem Ofen genommen. Man muss in Physik nur ab und zu aufgepasst haben, um sich vorstellen zu können, dass die Abkühlzeit von luftigem Blätterteig im Vergleich zu einer dichten Marzipanmasse wesentlich geringer ist. Das Marzipan hatte noch geschätzte 80 Grad. Es war, als hätte ich ein Stück glühende Holzkohle aus dem Grill gefischt und versucht, davon abzubeißen. Kurzum: Ich habe mir so dermaßen die Klappe verbrannt, dass ich aufschrie. Lenny quittierte meinen Einsatz am Backblech lachend mit den Worten, mir würde schon niemand etwas wegessen. Ich solle mir doch Zeit lassen, da wir ja keinen Einsatz hätten. Und dass es einfach unmöglich sei, wie ich mit dem Essen umgehe. Ich warf die restliche Marzipanstange nach ihm und nannte ihn eine Napfsülze.

20 Minuten später alarmierte uns die Leitstelle. Im Altenheim sei jemand kollabiert. Als wir vor der Schiebetür des Heimes anhielten, erwartete uns bereits eine Pflegerin.

»Kommen Sie schnell. Ich glaube, Frau Heiner atmet nicht mehr.«

»Was ist passiert?«

»Keine Ahnung. Meine Kollegin hat sie am Abend noch den Gang entlanglaufen sehen. Vorhin hatte sie einen sehr niedrigen Blutdruck.«

»Ist Frau Heiner ansprechbar?«

»Nein. Haben Sie keinen Notarzt dabei? Sie ist immerhin schon 95 Jahre alt.«

Schnell eilten wir in den ersten Stock und betraten das kleine Zimmer am Ende des Ganges. Frau Heiner lag im Pflegebett. Ihr Mund atmete die stickige Zimmerluft in flachen Zügen. Sofort fiel mir das magische Dreieck zwischen den Mundwinkeln und der Nasenspitze auf, das besonders empfindlich auf den durch die flachere Atmung verursachten Sauerstoffmangel reagiert. Es war auffallend weiß geworden und kündigte den bevorstehenden Tod an. Lenny

stellte das EKG auf dem Boden ab und schloss die vierpolige
Ableitung an Frau Heiners Körper an.

Auf Fotos auf dem Sideboard sah ich ein junges Paar, vermutlich die Enkelin mit ihrem Mann. Sie lächelten uns an und
hatten die letzten Jahre hoffentlich Fröhlichkeit in Frau Heiners Leben gebracht. Einige Fotos zeigten eine gut gelaunte
Frau Heiner – die Erinnerung an bessere Zeiten, als sie noch
alles selbst hatte unternehmen können. Sie war bereits vor
einigen Jahren in dieses Pflegeheim gezogen, weil sie ihren
körperlichen und geistigen Verfall nicht hatte abwarten wollen. Ihr war es bis zu diesem Tag gut gegangen.

Das EKG zeigte eine Herzfrequenz von 45. Ich tastete
nur leichten Puls am Handgelenk. Die Pflegerinnen irritierte
unser langsames Arbeitstempo.

»Frau Heiner stirbt.« Ich blickte nach kurzer Pause in die
Runde der Frauen, die am Fußende des Bettes verharrten.
Eine Pflegerin fing an zu weinen. Die beiden anderen sahen
mich an und sagten nichts. Es gab keine Patientenverfügung.

»Frau Heiner ist fast 100 Jahre alt und längst auf der Ziel-
geraden ihres Lebens angekommen. Besser konnte es für
sie nicht laufen.« Ich sprach etwas langsamer, weil ich merkte, dass den Pflegerinnen das drohende Ableben von Frau
Heiner sehr nahezugehen schien. Natürlich ist es im Rettungsdienst einfacher. Wir sehen Patienten immer nur eine
kurze Zeit. Nach einer Stunde können wir sie im Krankenhaus abgeben und uns wieder in die Wache trollen. Alten-
pflegerinnen haben mit ihren alten Menschen dagegen sehr
viel länger zu tun. Dabei entwickeln sich automatisch eine
persönliche Beziehung und ein enges Verhältnis.

Die Pflegerinnen erzählten, dass Frau Heiner große Angst
vor dem Sterben gehabt habe. Oft waren Notarzteinsät-
ze daraus resultiert, dass Frau Heiner panisch in der Rettungsleitstelle angerufen und um Hilfe gebeten hatte. Wenn

die Besatzung dann bei ihr eingetroffen war, hatte niemand etwas feststellen können. In diesem Fall hatte Frau Heiner nichts davon mitbekommen, dass sie in die akute Phase des Sterbens eingetreten war. Sie lag auf dem Bett und atmete ganz ruhig, während der Blutdruck und die Herzfrequenz sanken.

Lenny telefonierte mit einem Disponenten. »Hier ist Lenny vom 1/83/1. Schick uns bitte einen Notarzt.«

»Was liegt vor?«, fragte der Disponent.

»Bevorstehendes Ableben.«

»Verstanden. Notarzt kommt.« Klick.

Die Herzfrequenz sank weiter auf 30 Schläge pro Minute. Die Linien des EKGs sahen seltsam deformiert aus. Frau Heiners Körper begann, letzte Signale auszusenden und die letzte Runde einzuläuten. Der Blutdruck war im Keller. Wir standen nur da und konnten ihr beim Sterben zusehen. Irgendwann betrat der Notarzt das Zimmer, erkannte die Situation und stimmte durch Nicken zu, keine Behandlung mehr durchzuführen. Einige wenige Atemzüge später war es zu Ende.

»Zeitpunkt des Todes ... 6.15 Uhr.« Der Notarzt schrieb sein Protokoll, während wir alle Kabel von Frau Heiners Körper entfernten. Die Pflegerinnen mussten nun die Angehörigen anrufen und sie ins Heim bitten. Eine Aufgabe, um die ich sie nicht beneidete.

Und Frau Heiner? Sie hatte es geschafft und war nach einem langen Leben sanft und ohne Schmerzen entschlafen. So, wie es sich bestimmt jeder von uns wünscht.

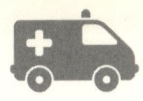

Sommertag

»Also, ich gehe jetzt«, sagte sie noch zu ihrer Mutter und warf ihr eine Kusshand zu. Sie wollte sich mit ihrem Freund treffen. Ihrem Noch-Freund, denn an diesem Tag wollte sie ihn verlassen. Dafür, die zweite Geige im Orchester zu spielen, war sie sich eindeutig zu schade. Hätte er sich endlich von seiner Ehefrau scheiden lassen, wäre sie bei ihm geblieben. Seitdem die beiden ein Paar waren, belastete sie außerdem sein zunehmend schlechter psychischer Zustand. Er litt unter Depressionen und zeigte sich emotional oft instabil. Eine Woche zuvor war er aus seiner Firma geschmissen worden. »Wir müssen reden!«, hatte sie zu ihm am Telefon gesagt. Und er hatte sofort gewusst, worum es ging.

Er fuhr zum Treffpunkt am Rande des Dorfes. Als auch sie dort ankam, schlug er sie und zerrte sie in seinen Wagen. Eigentlich war er sanftmütig. Niemand seiner Bekannten glaubte, dass er je einer Fliege etwas zuleide tun könnte. Aber er konnte.

Sie hatte Angst. Der schwarze Kunststoffgriff der automatischen Handfeuerwaffe blitzte unter seiner Jacke hervor. Er schrie im Wagen, dass das nicht sein könne. Dass sie ihn doch lieben müsse und was das Ganze solle. Er fuhr zu schnell, als dass sie einfach aus dem Wagen springen konnte. Also gab sie klein bei.

»Ich bleibe bei dir, wenn du mich gehen lässt«, bot sie an. Aber er antwortete nur, dass er sie einfach auslöschen werde. Ziellos fuhren sie in seinem Auto umher.

»Halt an und lass mich raus«, rief sie, »ich habe Angst!« Doch er reagierte nicht.

Zwei Handwerker in einem entgegenkommenden Lieferwagen schienen ihre Rettung zu sein. Sie würden ihr sicherlich helfen. Mit aller Gewalt riss sie die Handbremse bis zum
Anschlag nach oben. Die Reifen des Wagens blockierten
und hinterließen Bremsspuren auf dem Teer. Sie riss die Tür
auf, die im Scharnier krachte und beim Zurückfedern gegen
ihr Bein schlug. Sie stolperte, raffte sich wieder auf und floh
aus dem rostigen Auto, an dem der schwarze Türgriff der
Fahrertür fehlte und der Lack wie Schneeflocken vom linken Kotflügel abblätterte.

Die Venen traten an den Schläfen seines im Verhältnis viel
zu großen Kopfes hervor, während seine Miene zu Eis er-
starrte. Er stieg ebenfalls aus dem Auto aus, umrundete es
und folgte ihr langsam und bedächtig – sein Blick haftete an
ihr, er war absolut entschlossen, jetzt alles zu klären. Ein für
alle Mal.

Die junge Frau stürzte auf die beiden Handwerker in ih-
rem Wagen zu, ihr Gesicht war in Todesangst verzerrt. Hilfeschreie hallten ihnen entgegen. Während der Verlassene
in Richtung der Frau ging, zog er die großkalibrige Pistole
wie in Zeitlupe unter seiner Jacke hervor. Dann legte er an.
Ohne zu zögern, drückte er noch im Gehen ab und traf sein
Ziel. Das Projektil bohrte sich durch den Hinterkopf der
Frau, die auf der Stelle zusammenbrach und auf dem heißen
Asphalt liegen blieb. Der weiße Lieferwagen mit den beiden
Männern bremste abrupt und kam unmittelbar vor der Frau
zum Stehen.

Jetzt schrie keiner mehr. Keiner bewegte sich. Niemand
atmete. Die Zeit schien eingefroren.

Blut sickerte aus dem Kopf der Frau, ihre Augen waren
halb geöffnet. Der Schütze stand noch immer mit gesenkter
Waffe vor seinem Fahrzeug. Dann hob er seinen Kopf, registrierte den Lieferwagen und ging zielstrebig auf die Männer

zu. Im Gehen feuerte er einige Schüsse auf deren Frontscheibe ab. Patronenhülsen fielen zu Boden und blieben auf
der Straße liegen. Plötzlich machte er kehrt, sprang in sein
Auto und verließ den Ort des Grauens, als ob er ein Rennen gewinnen wollte.

Einige Sekunden danach hätte man das Ticken einer Armbanduhr hören können.

Rettungsassistent Martin war zusammen mit dem Notarzt und dem Team des RTW 1/83/2 bereits an der Einsatzstelle, als wir den Einsatz über Funk gemeldet bekamen.
Martin sprach von zwei Patienten mit Schussverletzungen
und forderte Rettungshubschrauber an. Sirenen heulten in
der Umgebung.

Als wir mit unserem Rettungswagen ankamen, wehte ein
heißer Westwind und trug den Duft von Kakao und Gras
zu uns. Zivi Jörg winkte uns zu. Sein Gesicht war blass wie
Magermilch, seine Haut hob sich kontrastreich vom gestop-
pelten braunen Haar ab und glitzerte vor Schweiß. Jörg stand
etwas abseits neben der Trage und hatte von Martin den Auf-
trag bekommen, das Bewusstsein des verletzten Handwerkers zu überwachen, der auf der orangefarbenen Trage lag
und am Hals blutete. Martin war zusammen mit dem Notarzt
und dem Kollegen Dietrich bereits bei der jungen Frau.

Wir stiegen aus. Die Eindrücke summierten sich für Lenny und mich und fügten sich lupenrein zu einem makaberen
Szenario zusammen. Der Lieferwagen am Straßenrand, die
Fahrertür weit geöffnet, mehrere Einschüsse in der Wind-
schutzscheibe. Das geschätzte Kaliber: neun Millimeter. Daneben stand der unverletzte Handwerker in seinem Blau-
mann. Fast durchsichtig, still und unfähig, sich zu bewegen.
Davor lag die junge Frau auf der Straße.

»Ein Patient mit Kopfschuss, ein Patient mit Schussverlet-
zung am Hals und ein Schock«, funkte ich der Leitstelle als

endgültige Lagemeldung durch. Und ich wollte wissen, wo der Helikopter blieb.

Mit professionellen Handgriffen versuchten wir, das Leben der jungen Frau zu retten. Sie hatte Puls, doch die Pupillen waren weit und reagierten nicht auf den sommertaghellen Lichteinfall. Die Hirnfunktionen waren vermutlich erloschen. Die schwere Verletzung des Gehirns ließ den Hirndruck ansteigen und Hirnmasse aus den Schusswunden austreten. Es war nur eine Frage der Zeit, bis ihr Herz stoppen und ihr junges Leben zu Ende sein würde. Wir wussten das.

Die Ermittlungen der Polizei ergaben später, dass der Schütze zunächst seine Geliebte durch einen Kopfschuss hingerichtet hatte. Anschließend hatte er auf den Lieferwagen geschossen, der rein zufällig in dem Moment dort vorbeigekommen war, und den Fahrer am Hals getroffen. Danach war der Psychopath weiter zu seiner Ehefrau gefahren und hatte auch diese durch einen Schuss ins Gesicht getötet. Anschließend hatte er sich selbst umgebracht und so seinen armseligen und feigen Amoklauf beendet. Das »Warum« nahm er mit ins Höllenfeuer.

Jetzt steht ein Holzkreuz an der Stelle, an der er den ersten Schuss abgefeuert und getroffen hat. Die Intarsien der Bretter erinnern mich an meine Grundschulzeit, weil meine Schrift damals noch so schön geschwungen war. Serifenreiche Buchstaben prägen die Mitte des Querbalkens wie ein Relief. Ihr Name war Marie. Wenn ich zufällig an dieser Stelle vorbeifahre, flackern jedes Mal einige Grablichter auf dem Balken. Irgendjemand kommt noch immer sehr oft hierher – dabei ist das Geschehene schon 13 Jahre her. Für mich eine halbe Ewigkeit.

Manchmal werde ich gefragt, was ich dabei so dachte. Immerhin war es für Lenny und mich der erste Einsatz dieser Art. Ich weiß es nicht. In der Magengegend blieb zunächst nur das miese Gefühl eines Einsatzes zurück, bei dem ich machtlos hatte dabei zusehen müssen, wie Ungerechtigkeit geschah. Ich glaube, ich habe überhaupt nichts gedacht, sondern die Eindrücke in mich aufgesogen wie ein trockener Schwamm das Wasser. In dem Moment war ich in einer Blase aus unzerstörbarem Material gefangen, in der die Zeit für einen Augenblick stillstand und Geräusche zu einem Einheitsbrei zusammengematscht wurden. Ich registrierte Sprache, konnte das Gesprochene aber niemandem mehr zuordnen. Und der Algorithmus Traumamanagement lief unaufhaltsam vor meinem geistigen Auge ab und zwang mich zum Handeln.

Auch wir als Einsatzkräfte hätten damals in Gefahr sein können. Martin hatte mir später berichtet, dass einige Schaulustige bei seinem Eintreffen vor Ort gewesen waren und in großem Radius um die Frau herumgestanden hatten. Nur ein einziger Passant hatte sich neben sie gekniet und sich anscheinend um die Angeschossene gekümmert. Martin hatte sich damit zufriedengegeben, dass der Passant gerufen hatte, dass der Täter geflohen sei. Die Polizei war damals noch nicht da gewesen, und oberste Priorität hat eigentlich immer die Eigensicherung der Retter. Was wäre gewesen, wenn dieser Passant der Täter gewesen wäre? Was, wenn der Mann die Waffe und genügend Munition bei sich gehabt hätte? Mich fröstelt, wenn ich daran denke.

Der Beifahrer des Lieferwagens blieb übrigens als Einziger unverletzt. Glück gehabt? Er lebt – ja. Aber die Traumatisierung, die er an diesem Tag erhalten hat, wird Therapeuten zukünftig an den Rand ihres Könnens bringen. Lebenslang.

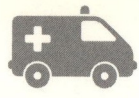

Sonderrechte

Wenn Sie einen Rettungswagen steuern, sehen Sie die Welt mit anderen Augen. Sie haben es in der Regel eilig. Ihnen geht es nicht nur darum, eine Pizza auszuliefern oder ein Paket zum Empfänger zu bringen, wobei ich diese Berufsgruppen damit keineswegs abqualifizieren möchte. Aber Sie haben es in einer Notfallsituation nun einmal etwas eiliger. Für Sie dreht es sich in dieser Situation um einen Menschen, der sich unter Umständen in genau diesem Moment in Lebensgefahr befindet. Dafür steht Ihnen auch ein spezielles Werkzeug zur Verfügung – der Rettungswagen. Dessen sinnvolle Benutzung erfordert nicht mal eben einen eintägigen Erste-Hilfe-Kurs, sondern eine umfassende medizinische Ausbildung.

Der Rettungswagen, auch RTW oder Sanka genannt, ist ein großes, mächtiges und lautes Fahrzeug mit einer ausgefallenen Lackierung – wir möchten schließlich auffallen. Kein bloßes Blassgrün oder Hellbraun, sondern auffälliges Weiß mit Streifen in rotem Sonderlack, für dessen Verwendung man eine spezielle Zulassung benötigt. Die vier in den Ecken angeordneten Blaulichter sollen mit Rundum-Leuchtkraft und großer Reichweite noch mehr der geschätzten Aufmerksamkeit des Autofahrers auf deutschen Straßen auf sich ziehen. Das Martinshorn bekräftigt mit einem in dreieinhalb Meter Entfernung gemessenen Schalldruck von 120 Dezibel den Wunsch des Retters, möglichst schnell an seinen Einsatzort zu gelangen. Paragraf 38 der Straßenverkehrsordnung beschreibt den Vorrang von Blaulicht und Martinshorn und stellt das Missachten des Wegerechts unter Strafe. Übersetzt aus dem Juristendeutsch heißt der Text: »Mach jetzt unverzüglich den Weg frei«, was bedeutet, dass der Bürger sein eigenes Fahrzeug sofort an die Seite zu fahren hat, damit der Rettungswagen durchkommt.

Was er meistens aber nicht tut. Über die Gründe kann man nur spekulieren. Wir Retter diskutieren dies auch häufig, besonders und gerne im Straßenverkehr. Eine Diskussion darüber artet gelegentlich in wüstes Geschimpfe und Gefuchtel in Richtung des Autofahrers aus, der gar nichts versteht. Auch nicht, dass er einfach nur auf die Seite fahren soll.

Auch die alljährliche Winterproblematik stellt viele Autofahrer vor eine unüberwindbare Hürde aus Schnee und Eisglätte. Mit jeder Flocke schwindet die ohnehin bescheidene Übersicht im Straßenverkehr dramatisch, und die Fahrt endet oft mit einem Rums gegen den Bordstein. Für uns Retter wäre es besser, wenn überhaupt kein Schnee fiele. Stellen Sie sich den durchschnittlichen deutschen Wagenlenker vor, der auf das erste Flöckchen eines Jahres trifft. Zuerst verringert der Fahrzeugbesitzer die Geschwindigkeit, um dann durch unvorhersehbare Bremsmanöver auszuloten, wie glatt die Straße denn wirklich ist. Das Rumgegurke endet für den dahinter Fahrenden nicht immer positiv. Die Scheibenwischer werden gleich auf höchstes Wischintervall gestellt, um ja keiner einzigen Flocke eine Chance auf das Trüben der fahrerischen Weitsicht einzuräumen. Der Abstand zwischen Gesicht und Lenkrad wird so weit verringert, dass die Scheibe zusätzlich durch den Hauch des Atems beschlägt. Der Fahrer ignoriert sämtliche Mittellinien und Verkehrszeichen, die er im nebulösen Fahrzeuginneren ja auch nicht mehr sieht.

Aus meiner Sicht existieren vier unterschiedliche Typen von Autofahrern, die uns Rettern das Leben so schwer wie möglich machen: Typ Nummer eins ist einer der gefährlichs-

ten aller Autofahrer. Sobald ein Rettungswagen das Einsatzhorn einschaltet, steigt er unverzüglich auf die Bremse, um
einen neuen Rekord in Sachen kurzer Bremsweg aufzustel-
len. Und da steht er dann. Wenn dieser Autofahrer wenigstens noch ein bisschen auf die Seite fahren würde, hätten
wir zumindest den Hauch einer Chance, an ihm vorbeizu-
kommen.

Typ Nummer zwei reagiert überhaupt nicht. Entweder
hat er den Lautstärkeregler seines MP3-Radios so eingestellt, dass er das Einsatzhorn für einen Bestandteil seines
Hip-Hop-Gerülpses hält, oder er ist gehörlos.

Typ Nummer drei ist Dogmatiker. Der Typ »Oberlehrer«
will nichts hören und ignoriert den Rettungsdienst grundsätzlich. Wenn wir mehrere Kilometer hinter so einem skru-
pellosen Querulanten hergefahren sind, wünschen wir uns
eine Axt oder einen Revolver oder ihm vier geplatzte Reifen
auf einen Schlag. Und dass der Arsch getrost in die Hölle
fahren möge. Dort muss er dann wenigstens keinerlei Ver-
kehrsregeln beachten.

Typ Nummer vier wartet strategisch ab. Eine günstige
Gelegenheit muss her, um sein Fahrzeug zum Ausweichen
an den Straßenrand fahren zu können. Mehrere Auswahl-
möglichkeiten stehen dem Taktiker zur Verfügung. Der Punkt
vor einer Bergkuppe erscheint ihm perfekt, hier ist allerdings
die Gegenspur für uns nicht einsehbar. Alternativ hält Nummer vier in einer steilen Rechtskurve, in der das gleiche Problem besteht. Ein weiterer beliebter Haltepunkt ist auf einer
Geraden parallel zu einem anderen Autofahrer, der sich auf
der Gegenspur befindet. Als ob sie sich beide »Guten Tag«
sagen wollten. Und wir passen hier wieder nicht durch und
müssen dabei zusehen, wie zwei Autofahrer völlig an der
Realität vorbei reagieren. Sofern man dies als Reaktion bezeichnen kann.

Auch an Sonntagen ist das Gefahre besonders ärgerlich. Der Begriff »Gefahre« kommt übrigens nicht von »Gefahr«, sondern von »Fahren«, hat aber durchaus mit beiden etwas zu tun. Es ist auf jeden Fall die Handlung, die ein Autofahrer hierzulande am schlechtesten beherrscht, wenn wir mit unserem Rettungswagen vorbeimüssen. Da es auf allen Kontinenten Rettungswagen gibt, stellt sich dieses Problem wahrscheinlich nicht ausschließlich in Deutschland.

Eines Tages fuhr ich zusammen mit Lenny hinter einem silberfarbenen, blank polierten Wagen her. Das Kennzeichen wies kein EU-Symbol auf. Lenny mutmaßte, dass der Fahrer seine Karre schon lange besaß und eine bestimmte Altersgrenze überschritten haben musste. Der Fahrer stammte — ausgehend von seinem Kennzeichen — wohl aus der nahe gelegenennen Großstadt. Klar — es war Sonntag, an dem die Großstädter ihr Fahrzeug Gassi fahren oder mal eine andere Landschaft sehen wollen. Durch die Heckscheibe erspähte ich das berühmte gehäkelte Klorollenhütchen nebst Wackeldackel. Der Kopf des dunkelbraunen Filzköters schwabbelte hin und her, als hätte man ihm einen Nagel ins Kleinhirn gerammt. Völlig grundlos nahm der Fahrer des Wagens stakkatoartig Bremsmanöver vor und brachte Lenny und mich damit zur Weißglut.

Dann waren sie da: der Einsatz und die Gelegenheit, sich würdig von dem Methusalem zu verabschieden. Fernlicht, die blauen Strobo-Blitzer und das Einsatzhorn gleichzeitig aktiviert. Erst nach links, dann nach rechts und dann wieder nach links — der Alte konnte sich einfach nicht entscheiden, wohin er ausweichen sollte und welches Lenkmanöver zu diesem Anlass angemessen erschien. Warum fuhr er nicht einfach zur Seite? Keine Ahnung, aber nach einem weiteren Kilometer Verfolgungsjagd erledigte sich das Problem von selbst. Dort kam ihm nämlich die rettende Idee, eine zielgenaue Vollbremsung frontal in Richtung der einzigen Verkehrsinsel dieser Straße durchzuführen, was dem armen Kerl sicherlich eine verbogene Spurstange und eine Inanspruchnahme des ADAC eingebracht haben dürfte. Sehr ärgerlich dürfte für den Opa zudem gewesen sein, dass wir kurz vor Erreichen dieser Verkehrsinsel ohnehin links abbiegen mussten. Aber wenigstens hatte er versucht, auf die Seite zu fahren und uns Platz zu machen. Das ist mehr, als man von so manch anderem behaupten kann.

Und irgendwann war er da, der Tag, an dem es knallte, weil ein Autofahrer einfach gar nichts überriss. Zusammen mit einem Klinikarzt führten wir einen Notfalltransport in eine städtische Klinik der Maximalversorgung durch. Der bereits intubierte und maschinell beatmete Patient hatte eine ausgedehnte Blutung im Gehirn, es bestand akute Lebensgefahr. Die große Kreuzung war in Sichtweite, das Martinshorn angeschaltet. Kurz vor Erreichen der Stelle zeigte unsere Ampel rot. Lenny bremste stark ab und vergewisserte sich, dass uns der Querverkehr wahrgenommen hatte und stehen geblieben war. Dann fuhr Lenny in die Kreuzung ein und beschleunigte wieder – wir hatten es ja eilig, den Patienten ins Krankenhaus zu bringen.

Nur einem einzigen Verkehrsteilnehmer war der Sinn des Ganzen offenbar verborgen geblieben. Zeugen berichteten später, der Fahrer des hellblauen Wagens habe die Schlange, in der er sich ganz hinten befunden hatte und die sich gebildet hatte, weil die Autos extra für uns stehen geblieben waren, auf der Gegenspur überholt. Dann war er in die Kreuzung eingefahren und uns in die Flanke gedonnert. Lenny erschrak durch den Aufprall und riss am Lenkrad. Der Rettungswagen kippte, knallte auf die Seite und rutschte noch einige Meter auf dem Asphalt entlang. Plastikteile und ein Außenspiegel flogen durch die Gegend. Auch die

Frontscheibe des hellblauen Wagens war geborsten und die Motorhaube einen halben Meter kürzer. Rauch trat aus, vermutlich war irgendwo ein Kühlerschlauch geplatzt. Dann herrschte einige Sekunden lang Stille, bis Menschen herbeiliefen, um uns zu helfen und die Leitstelle zu benachrichtigen.

Der Arzt lag verletzt hinter dem Begleiterstuhl in der Ecke und blutete am Kopf. Der Beatmungsschlauch hatte sich vom Tubus des Patienten gelöst. Ich kam in der anderen Ecke zu mir. Nichts schien mehr an seinem Platz zu sein. Das EKG und das Beatmungsgerät waren aus der Wandhalterung gerissen, Schubladen standen offen, alles war verstreut. Der Patient hing in seinen Gurten und war durch die fehlende Beatmung blau angelaufen. Lenny stieg durch die Hecktür ein, da der RTW auf der seitlichen Schiebetür lag.

»Seid ihr verletzt?«, fragte er besorgt. »Ich hab den Typen nicht kommen sehn!«

»Ich bin okay. Doc? Alles klar?«

»Ja, alles gut«, antwortete dieser und schnappte sich den Beatmungsbeutel. Durch das ärztliche Eingreifen gewann der Patient wieder etwas an Farbe. Dann kamen von überall her Rettungsfahrzeuge angefahren. Eine Besatzung half uns zusammen mit Kollegen von der Feuerwehr, den Patienten in einen anderen RTW zu bringen.

Während wir von den anderen Rettern versorgt wurden, sah ich den Unfallverursacher an einem Streifenwagen stehen und sich um Kopf und Kragen reden. Der Polizist schien zornig. Die Zeugenaussagen sprachen eindeutig gegen den Unfallverursacher. Auch das einige Monate später gefällte Urteil bestätigte seine Schuld und war ein teurer Spaß für den Typen. Er musste mehrere tausend Euro Strafe zahlen.

Der Patient hat das Unglück leider nicht überlebt. Er verstarb kurz darauf in der Klinik. Man konnte allerdings nicht feststellen, ob die nicht beherrschbare Gehirnblutung letztlich seinen Tod verursacht hatte oder eher die Tatsache, dass uns der Irre unseren Rettungswagen umgefahren hatte.

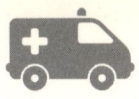

Nur fünf Minuten

Sommerzeit – Volksfestzeit. Zumindest bei uns findet das alljährliche Volksfestspektakel in der Regel im August statt. Unsere Rettungsdienstorganisation stellte dafür immer einige Kollegen ab, die in der dortigen Sanitätswache Dienst taten, um das Wohl und die Gesundheit der Volksfestbesucher zu sichern. In der Volksfestwache gab es zum Beispiel einige Liegen zum Ausnüchtern, Verbandsmaterial, Infusionen, einen Defibrillator, Sauerstoff und noch allerlei anderes Zeug, mit dem man sich gebührend um die Wehwehchen der Kirmesbesucher kümmern konnte. Die üblichen Einsätze dort beinhalteten Suffnasen, die ihre Grenzen nicht kannten, oder Raufbolde, die ihre Meinungsverschiedenheiten mit Vorliebe im Rahmen des großen Rummels austrugen. Zwischendurch gab es auch mal einen Kreislaufkollaps, weil jemand es bei großer Hitze versäumt hatte, ausreichend Wasser zu trinken.

Das Gelände lag genau auf unserem Weg vom Krankenhaus zur Wache. Was lag also näher, als uns eine figurschädigende Schokobanane einzuverleiben und dem kollegialen Small Talk vor der Sanitätswache zu frönen?

Auf einmal kam ein Junge auf uns zugerannt.

»Schnell. Kommen Sie mit! Er kann nicht mehr atmen ...«

»Wer kann nicht mehr atmen?«, fragte ich.

»Der Mann. Er ist da vorne beim Getränkestand.«

Ich blickte Lenny an, anschließend den Wachleiter der Sanitätswache. Eine dienstliche Anweisung besagte blöderweise, dass wir mit unserem Rettungswagen auf keinen Fall den Kirmesplatz befahren durften. Die Gefahr, Betrunkene oder

Kinder anzufahren, war einfach zu groß. Dazu waren die Kollegen der Sanitätswache da. Sie schnappten sich also den Notfallrucksack nebst fahrbarer Trage und machten sich auf den Weg. Der Patient sollte zunächst vor Ort vorversorgt und dann zu unserem RTW gebracht werden.

Lenny steckte sich derweil ein Zigarillo an und lehnte sich an den Wagen. Eine Zigarillolänge später gab es die erste Meldung der Kollegen über Funk.

»Wachleitung? Wir brauchen sofort einen Notarzt. Akute allergische Reaktion auf einen Wespenstich.«

»Notarzt wird verständigt. Es ist nicht viel los auf dem Platz. Soll ich euch doch den RTW aufs Gelände schicken?«

»Ja.«

Der Wachleiter winkte, doch wir hatten die Lagemeldung mitgehört und setzten uns entgegen der Dienstanweisung bereits in Bewegung. Ich verfrachtete den Rest meiner halb aufgegessenen Schokobanane ins Seitenfach. Später sollte ich dort einen unappetitlichen, in Papier eingewickelten, gelbschwarzen, nach Banane müffelnden Klumpen vorfinden.

Im Schritttempo schob sich der RTW in Richtung des mittlerweile stattlichen Menschenauflaufs. Lenny sagte nichts. Während der Fahrt zogen Bilder eines erstickenden und vor sich hin röchelnden Menschen, den eine verschluckte Wespe gerade in den Rachen gestochen hatte, durch meinen Kopf. Und was konnte nicht alles während der Behandlung schieflaufen. Der venöse Zugang könnte nicht klappen, die Intubation fehlschlagen oder der Patient inmitten der vielen Menschen kollabieren, die uns während unserer Arbeit auf die Finger sahen. Ich musste an einen meiner Träume während meiner Ausbildung denken, in der ein Praktikant sich ja grundsätzlich immer ziemlich unsicher fühlt. Inmitten eines Wiederbelebungsszenarios ging ich in diesem wirren Traum in den Keller, um den Defibrillator zu holen. Als ich den Raum betrat, sah ich an jeder Wand Regale mit je 50 unterschiedlichen Geräten. Das Problem war, dass mir jedes dieser Geräte völlig unbekannt war und ich daher unverrichteter Dinge wieder hinauflaufen musste. Sigmund Freud hätte seine wahre Freude an mir gehabt. Aber als routinierte Rettungsassistenten hatten wir keinen Grund zur Beunruhigung. Ich schüttelte daher das beklemmende Gefühl des Traumes schnell ab.

»Guten Tag, mein Name ist Strasser. Was ist passiert?«

Der junge Mann, den ich auf Anfang 30 schätzte, hatte ein allergierotes Gesicht und großflächige Quaddeln im Bereich seines Halses. Glücklicherweise schien die Situation nicht so schlimm, wie uns der Junge anfangs glauben gemacht hatte. Einen Notarzt brauchten wir aber trotzdem, da der Mann Medikamente gegen den Wespenstich erhalten musste.

»Eine Wespe hat mich in die Schulter gestochen. Ich wusste bisher nicht, dass ich allergisch gegen Wespen bin.«

»Haben Sie sonst irgendwelche Vorerkrankungen oder bekannte Allergien, Herr ...«

»... Adamski. Ich habe eine Gräserallergie und nehme regelmäßig Fenistil.«

»Haben Sie Atemnot?«

»Anfangs war es schlimmer. Jetzt spüre ich nichts mehr davon.«

Alles bestens. Die Atemnot war verschwunden, der Ausschlag zwar ärgerlich und nicht besonders hübsch, aber ungefährlich. Herr Adamski stieg in unseren Rettungswagen ein, und während Lenny einen venösen Zugang legte, schickte ich die Helfer der Sanitätswache fort. Sie hatten ihren Job gut gemacht.

Eine allergische Reaktion wird in vier Stadien eingeteilt. Zunächst kommt es zu Juckreiz und Quaddeln. Dann folgen Atembeschwerden, Schwellungen und ein Absinken des Blutdrucks. Ab dem dritten Stadium wird es gefährlich. Beim Patienten setzen bedrohliche Atemnot und Bewusstseinsstörungen ein, zu denen sich im weiteren Verlauf ein anaphylaktischer Schock gesellt. Dabei erweitern sich die Blutgefäße. Wasser lagert sich im Gewebe ein, der Blutdruck fällt ab, der Puls wird flach. Richtig unangenehm wird es im vierten Stadium – es kommt zum Herz-Kreislauf-Stillstand.

Ich übergab die medizinische Lage an den Notarzt. Dessen Anweisung an uns war eindeutig: Herr Adamski sollte eine Ampulle des für ihn nicht unbekannten Fenistils und eine Ampulle Kortison gegen seine Allergie erhalten.

»Herr Adamski, es wird Ihnen gleich besser gehen. Die Medikamente sind hervorragend und wirken wie der Teufel«, scherzte ich. Doch Herr Adamski verlor plötzlich jegliche Gesichtsfarbe.

»Herr Adamski?« Lenny schmiss das Blutzuckermessgerät aus der Hand. »Herr Adamski!«

»Was ist los?« Der Notarzt war sichtlich verwirrt.

»Ich ... krieg ... keine ... Luft!« Herr Adamski griff sich an den Hals. »Helft mir. Luft ...« Sein Gesicht schwoll in Sekundenschnelle an, und er begann zu röcheln.

»Das Kortison ...« Der Notarzt stockte und sah die leere Ampulle an.

»Luft ...« Herr Adamski sank in sich zusammen und lief blau an. Wir packten ihn und zogen seine rund 90 Kilogramm Gewicht auf unsere Trage. Jetzt sagte er nichts mehr und schnappte nur noch nach Luft.

»Herr Adamski? Verdammt, er reagiert nicht! Was zum Teufel passiert hier gerade?«, fragte ich, griff den Beatmungsbeutel und schloss den Sauerstoff an.

»Ich fürchte, er reagiert hochallergisch auf das Kortison«, antwortete der Notarzt.

Kortison ist eigentlich ein sehr wirksames Medikament, das unter anderem oft und gerne bei allergischen Reaktionen eingesetzt wird. Wie alle Medikamente kann aber auch dieses mit sehr geringer Wahrscheinlichkeit eine allergische Reaktion auslösen. Und bei einem Mittel, das eigentlich gegen eine allergische Reaktion eingesetzt wird, ist das besonders blöd.

Herr Adamskis Blutdruck lag bei 90 zu 60, der Puls bei 140 Schlägen pro Minute. Er rutschte in einen massiven allergischen Schock. Wir gaben ihm Adrenalin und weitere Medikamente, die der Misere entgegenwirken sollten, aber nichts wirkte. Der Blutdruck sank weiter, die Herzfrequenz stieg. Eine bislang völlig harmlose Situation drohte völlig zu entgleisen.

Seit der Injektion des Kortisons waren gerade einmal vier Minuten vergangen. Der Blutdruck war nicht mehr messbar, das Adrenalin versagte seine Wirkung.

»Und jetzt?«

»Der Druck. Wie ist der Druck?«, fragte der Notarzt.

»Nicht messbar.« Lenny begann mit der Herzdruckmassage.

»Was sagt das EKG?«

»Nichts mehr. Nulllinie.« Ich starrte ungläubig auf das EKG und drückte den Beatmungsbeutel. Der Brustkorb des Mannes hob und senkte sich wieder. Lenny meldete der Leitstelle eine Reanimationssituation. Das konnte einfach nicht wahr sein.

Nach nur fünf Minuten schien die Situation gänzlich aussichtslos. Keine unserer Maßnahmen wirkte, kein Medikament führte zu irgendeinem Effekt, das EKG zeigte keinerlei Regung. Und wir waren es auch noch gewesen, die Herrn Adamski das Gift in die Vene gespritzt hatten. Aber diesen Verlauf hatte niemand von uns ahnen können. Ich hätte selbst bis zu diesem Zeitpunkt eine derartige Reaktion niemals für möglich gehalten.

Herr Adamski starb knapp eine Stunde nach Gabe des Kortisons absolut unerwartet im Krankenhaus an einer völlig profanen Kortisoninjektion. Bis dahin hatten wir alle unser Bestes gegeben. Wir hatten ihn nach allen Regeln der Kunst reanimiert, ihm Adrenalin und noch einige andere Spezialitäten aus unserem Medikamentenampullarium verabreicht – nichts hatte geholfen. Nachdem wir dann wiederbelebend in die Notaufnahme gerast waren und noch immer eine Nulllinie auf dem EKG zu sehen gewesen war, hatte der internistische Aufnahmearzt das Ganze beendet.

Schweigend standen wir schließlich vor der Ambulanz. Jeder starrte in eine andere Richtung. Wir waren einfach fassungslos. Lenny zog an seinem Zigarillo und pustete den Rauch in die Luft. Es gibt Dinge, gegen die man einfach nicht gefeit ist. Obwohl wir bestens auf alle Situationen vorbereitet sind, sagt der Körper eben manchmal Nein. Und wir müssen das dann so akzeptieren. Ob wir wollen oder nicht.

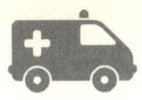

Murphys Gesetz im Rettungsdienst

In der Regel haben Lenny und ich die Einsätze zu den unchristlichsten Zeiten betonfest abonniert. Und es ist auch nicht so, dass wir unsere Schicht um 19 Uhr beginnen, irgendwann vier oder fünf Einsätze abarbeiten und dann den Rest der Nacht Ruhe haben. Nein. Hier kommt Murphy ins Spiel. Wenn wir also unsere Rettungswache um 18.40 Uhr betreten, ertönt der Piepser garantiert um 18.42 Uhr. Man könnte hierfür auch eine mathematische Formel aufstellen. Sie würde lauten: Eintreffzeit Rettungswache + 2 Minuten = Alarmzeit erster Einsatz.

Genauso verhält es sich im Bereich Abendplanung nach einem Dienst. Haben Sie Kinokarten für 20 Uhr, dann rücken Sie garantiert um 18.50 Uhr zu einem Einsatz aus, von dem Sie erst gegen 19.45 Uhr wieder zurück sind. Jeder erfolgreiche Zusammenhang zwischen geplantem und tatsächlichem Schichtende ist also rein zufällig.

Ähnliche Gesetzmäßigkeiten gelten im Rettungsdienst auch in Bezug auf Menschen oberhalb einer gewissen Body-Mass-Index-Grenze. Das Gewicht eines Notfallpatienten wächst direkt proportional mit der Anzahl der Stockwerke, die wir Sanitäter mit ihm zurücklegen müssen. Daraus kann man schlussfolgern, dass die schwersten Patienten in aller Regel so weit wie nur irgendwie möglich über dem Meeresspiegel wohnen. Eine weitere Gesetzmäßigkeit dringt bereits tief in den rettungsorganisatorischen Ablauf ein. Je weiter der Patient ein bestimmtes Gewicht überschritten hat, desto höher ist die Wahrscheinlichkeit eines Aufzugdefektes. Fällt aber der Aufzug aus, so brennt ganz sicher keine

einzige Funzel im Treppenhaus. Funktioniert die Treppen-
hausbeleuchtung nicht, streikt zudem garantiert trotz nagelneuer Batterien die eigene Taschenlampe. Aber auch hier
kann es immer noch schlimmer kommen.

Je mehr Platz benötigt wird, um vernünftig an einem Patienten arbeiten zu können, desto weniger steht uns Sanitätern in der Regel im Wohnraum des Patienten zur Verfügung. Der Erkrankte liegt im Notfall natürlich im hintersten
Zimmer, dem kleinsten Raum in der ganzen Wohnung, und
kann nicht bewegt werden.

Je größer die Schwierigkeiten sind, in denen der Patient
steckt, desto weniger Informationen stehen uns über dessen
Krankheitsverlauf zur Verfügung. Und wenn der Patient intubiert werden muss, hat er sich garantiert 15 Minuten zuvor
eine feudale Mahlzeit einverleibt, die er mit genügend Bier
begossen hat. Bestandteile dieses Essens waren Knoblauch,
Zwiebeln und saurer Hering in verschwenderischer Menge.
Damit ist auch klar, dass es bei diesem Notfallereignis einen
echten Höhepunkt gibt: das überraschende, schwallartige
Erbrechen des Patienten.

Wenn man es trotz aller Widrigkeiten schafft, dem Patienten den Beatmungsschlauch in den Hals zu schieben,
passiert bestimmt Folgendes: Der Ballon am Tubus, der
verhindern soll, dass Erbrochenes in die Lunge eindringt, ist
natürlich defekt. Gemäß Murphy ist die Wahrscheinlichkeit
eines Geräteausfalles umso höher, je dringender wir das Gerät benötigen und je akuter die Lebensgefahr ist, in der sich
der Patient befindet.

Dann sind da noch die Angehörigen. Manche davon machen uns Rettern das Leben wirklich höllisch schwer. Murphy hat hierzu eine einfache Regel: Die Anzahl der unko-
operativen Angehörigen erhöht sich linear mit der Schwere
der Erkrankung eines Notfallpatienten.

Wer im Rettungsdienst tätig ist, sollte übrigens immer auf die Toilette gehen, sobald er auch nur den dezentesten Drang dazu verspürt. Die Wahrscheinlichkeit, einen Einsatz zu bekommen, steigt nämlich direkt proportional mit der Zeitspanne an, die Ihr letzter Toilettenbesuch zurückliegt.

Apropos Toilettenbesuch: Auch lustige Kollegen können einem in diesem Zusammenhang das Leben extrem schwer machen. Ein beliebtes Spiel bei akuter Langeweile ist das durch den konsumierenden Retter unbemerkte Verfeinern des Kaffees mit Lasix. Lasix gehört zur Gruppe der harntreibenden Medikamente. Bei Menschen mit einer Herzminderfunktion eine wunderbare Sache, bewirkt das Medikament doch das Ausschwemmen der im Kreislauf angestauten und überreichlichen Flüssigkeit. Bei gesunden Menschen bewirkt es nur eines: Sie müssen pinkeln wie ein Elch. Viel und ausgiebig. Eine Viertelampulle im Morgenkaffee macht jede Einsatzfahrt zu einem wirklichen Erlebnis. Murphys Gesetz besagt nämlich für diesen Fall, dass der Piepser ganz sicher anschlägt, sobald die erste Tasse Kaffee weggetrunken ist.

So wurden auch Lenny und ich einmal Opfer dieses lustigen Streichs. Kaum im RTW, mussten wir auf die Toilette. Aber wie und wo? Wir mussten doch zum Einsatz. Glücklicherweise handelte es sich dabei um eine Knöchelprellung und nichts Lebensgefährliches. An der ersten Kreuzung entdeckten wir ein Eiscafé. Ein kurzer Stopp, das Blaulicht abgeschaltet – schließlich wollten wir nicht unnötig für Aufsehen sorgen –, und schon konnten wir an den Augen der italienischen Barkeeper vorbei in die Toilette eilen und unserem Wasserdrang ein Ende bereiten. Die Barkeeper nahmen das Ganze mit reichlich Humor auf.

Keine drei Kilometer weiter war er wieder da, der unglaubliche Druck auf der Blase. Als ob man schon seit zwei Tagen nicht mehr auf dem Klo gewesen wäre. Die Gelegenheit war günstig, denn wir befanden uns an einer Landstraße, deren baumbepflanzter Grünstreifen geradezu dazu einlud, die Blumen zu gießen. Ein erleichterndes Gefühl.

Einige Minuten später hatten wir endlich das Haus mit dem Patienten erreicht. Herr Meier hatte sich beim Heimwerken den Knöchel geprellt und konnte nicht mehr auftreten. Wir gaben ihm etwas zur Kühlung und wollten ihn zum Röntgen ins Krankenhaus fahren, doch Lenny trat schon wieder von einem Bein aufs andere.

»Alles in Ordnung?«, fragte Herr Meier sichtlich irritiert.

»Ja ... geht schon. Ich müsste ... nur ... mal kurz auf die Toilette«, gestand Lenny mit hochrotem Kopf.

»Und Sie? Ihnen stehen die Schweißperlen ja auch auf der Stirn. So warm ist es doch nicht. Müssen Sie etwa auch?«

»Ja, leider«, antwortete ich.

»Da hinten auf der linken Seite wäre die Toilette«, meinte Herr Meier, schüttelte den Kopf und zog sich seine Jacke über. »Tun Sie sich keinen Zwang an.«

Wir erledigten das Unaufschiebbare und fuhren Herrn Meier anschließend ins Krankenhaus. Der wird uns mit Sicherheit nicht so schnell vergessen.

Kleine Scherze erhalten bekanntermaßen die Freundschaft. Wir haben aus dieser Aktion auf jeden Fall eines gelernt: Lass deine Kaffeetasse niemals aus den Augen!

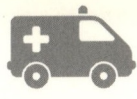

Kurz nach vier

Der große dicke Mann sollte sich an diesem Tag seinen Taten stellen. Er fühlte sich auf jeden Fall ungerecht behandelt. Dass der Dicke mit den grau melierten, ungepflegten Haaren lediglich eine Bewährungsstrafe bekommen würde, sollte für ihn keinen Unterschied machen. Er wollte einfach nicht schon wieder für etwas geradestehen, was er nach seiner ganz persönlichen Ansicht nicht zu verantworten hatte. Schuld waren für ihn immer nur die anderen.

Das goldene Los hatte er die letzten Jahre nicht gezogen und in einer schäbigen Wohnung am Stadtrand vor sich hingelebt. Als ihm der Schlaganfall die Möglichkeit genommen hatte, für sich selbst zu sorgen, fing er an zu betrügen. Irgendwann war ihm jemand auf die Schliche gekommen und hatte ihn hingehängt. Er hätte für seine Angestellten keine Sozialbeiträge bezahlt, hieß es. Der Hass des dicken Mannes auf die Justiz war unermesslich. Als er und seine Anwältin vor dem Prozess im Café saßen, konnte er die Wut in seiner Stimme kaum bändigen, und die Venen an der Schläfe seines roten Kopfes traten deutlich hervor.

»Beruhigen Sie sich. Wir holen das Beste für Sie heraus«, beteuerte seine Anwältin. Das Beste war ihm aber nicht gut genug. Seinen Plan hatte er auch längst gefasst.

Wo auch immer er eine belgische Armeepistole ohne Waffenschein herbekommen hatte – der dicke Mann besaß eine. Er wirkte aufgrund eines Sprachfehlers nicht intelligent, wusste jedoch, dass das Kaliber 6,35 Millimeter das Beste für seine Zwecke war. Obwohl die illegale Waffe seine Jacke auf einer Seite nach unten zog, fiel dies niemandem auf.

Kurz nach 16 Uhr. »Im Namen des Volkes ergeht folgendes Urteil: Der Angeklagte wird wegen Betrugs und Unterschlagung von Sozialbeiträgen zu einer Gesamtfreiheitsstrafe von zwölf Monaten verurteilt. Die Strafe wird zur Bewährung ausgesetzt«, verlas der Richter in monotonem Amtsdeutsch, während der Staatsanwalt ins Nichts sah. Vielleicht dachte er gerade daran, was es wohl zu Hause zum Abendessen geben würde. Routine. Vermutlich war der Ausgang des Prozesses bereits vorher klar, weil die Sachlage unumstritten war. Der Verurteilte hatte nur noch einige Sekunden, um seinen Entschluss nochmals zu überdenken und den Gerichtssaal als freier Mann zu verlassen. Aber diesmal würde ihm niemand seinen Willen streitig machen. Niemand würde mehr daran zweifeln, dass er etwas durchziehen konnte. Diesmal würde er es allen zeigen und gewinnen.

16.08 Uhr. Völlig unvermittelt zog der unbewegliche Dicke die Knarre und visierte den Richter an. Schüsse knallten durch den Gebäudekomplex, Patronenhülsen klimperten auf den Steinboden. Die vor dem Saal stehenden Zeugen hatten zunächst gedacht, dass etwas umgestürzt sei. Erst als es mehrmals in Folge krachte, war klar: Jemand musste geschossen haben.

Der Richter konnte sich gerade noch durch einen Sprung hinter den hohen Richtertisch retten. Doch der Staatsanwalt hatte Pech – er hatte keine Deckung vor sich. Ein Projektil durchdrang sein Handgelenk und bahnte sich einen Weg in den rechten Unterbauch. Der Mann beugte sich vor Schmerzen nach vorne. Die zweite Kugel schlug unterhalb des linken Schlüsselbeines ein, das Projektil schwamm durch das Körpergewebe hindurch wie nichts. Der Staatsanwalt fiel.

An diesem Tag war ich krank und lag von einer Grippe niedergestreckt zu Hause im Bett. Glücklicherweise, wie ich im Nachhinein sagen muss. Lenny war deshalb ausnahmsweise mit Schichtpartner Theo eingeteilt, als um 16.09 Uhr das Telefon in der Rettungswache klingelte. Der Leitstellendisponent war dran und hatte etwas Brisantes: »Im Amtsgericht gab's eine Schießerei. Ich brauche euch dort. Notarzt und Einsatzleiter sind auch alarmiert. Unbedingt die Eigensicherung beachten!«

Lenny hetzte mit Theo zum Rettungswagen. Kurz zuvor hatte ich noch mit Lenny telefoniert, musste das Gespräch aber wegen des Anrufes der Leitstelle beenden. Lenny erzählte mir den Einsatz später in allen Einzelheiten.

Die Stille nach den Schüssen war unheimlich und drückend. Der Staatsanwalt hatte starke Schmerzen, krümmte sich am Boden und war kalkweiß. Der dicke Mann verstand nicht, was gerade geschehen war. Er hatte noch weitere Patronen im Magazin. Und eine davon war für ihn selbst gedacht gewesen, doch er war zu langsam gewesen. Die beiden Männer vom Zoll, die als Zeugen geladen gewesen waren, hatten ihm die Pistole aus der Hand geschlagen und ihn zu Boden geworfen. Festnahme. Ende der Fahnenstange.

Das Notarzteinsatzfahrzeug und der leitende Notarzt waren zusammen mit dem Einsatzleiter bereits am Gerichtsgebäude, als Lenny und Theo vor der Eingangstür stoppten. Menschen weinten und liefen nach draußen, ein paar von ihnen standen wie Wachsfiguren vor dem Gebäude und froren scheinbar. Der Schock. Überall waren Polizisten.

Der überdimensional wirkende Schütze stand mit Handschellen gefesselt vor einem Streifenwagen. Er machte den Eindruck, als hätte er als Junge einfach nicht aufgehört zu wachsen. Zwei Polizisten hielten ihn links und rechts und schoben ihn irgendwann in den grünweißen T5. Der leitende Notarzt rief durch die Eingangstür, Lenny solle die Trage mit hineinnehmen. Theo schob die Herumstehenden auf die

Seite und betrat den Ort des Geschehens. Es war überhaupt kein Blut zu sehen.

Der an diesem Tag als Fahrer des Notarzteinsatzfahrzeugs
eingeteilte Kollege Andreas und die Notärztin hatten zwei
großvolumige Zugänge gelegt, über die Infusionen in das
Venensystem strömten. Etwas zischte. Sauerstoff, den der
Staatsanwalt über eine Gesichtsmaske verabreicht bekam.
Er sagte nichts und bewegte sich nicht. Nur die Augen blinzelten und folgten dem, was die Retter taten. Theo drehte
den Mann so, dass Lenny das Tragetuch unterlegen konnte.
Die Schussverletzungen hatten sie mit Kompressen tamponiert.

»Wir brauchen noch vier Männer zum Tragen«, rief Lenny hinaus. Schon kamen Polizisten angerannt. Sie legten den
Mann auf die Trage, verließen den Gerichtssaal im Laufschritt
und wurden dabei von Reportern abgelichtet.

Andreas drückte die Gaze auf das Einschussloch unter
dem Schlüsselbein.

»Er verliert zu viel Blut! Ist alles vorbereitet?«

»OP gebucht. Wir können los.«

»Blutdruck sinkt!«

»Halt die Infusion höher!«

»Drück drauf!«

»Schneller!«

»Noch schneller!«

»Hilf mir beim Reinheben!«

»Haltet euch fest!«

»Der Polizist soll im RTW mitfahren.«

»Wir brauchen jede Hand.«

»Kein messbarer Druck mehr ...«

Das Team war so schnell wie selten zuvor. In diesem Fall
kam ihnen außerdem zugute, dass das Amtsgericht nur einen guten Kilometer vom Krankenhaus entfernt lag. Bereits

um 16.25 Uhr jagte Lenny die Rampe zur Nothilfe hoch. Die Notärztin kritzelte unleserliche Werte auf ihr Einsatzprotokoll, während Lenny direkt vor dem Eingang der Nothilfe auf die Bremse trat. Mit einem Ruck kam der Rettungswagen zum Stehen. Theo flog dabei gegen den Medikamentenschrank, der Polizist konnte sich gerade noch festhalten.

Um 16.29 Uhr hetzte das Team durch die Nothilfe in Richtung des OP. Der Staatsanwalt hatte keinen Puls mehr.

Bei traumatologischen Einsätzen gibt es nur einen wesentlichen Grundsatz: so wenig Zeit wie möglich verlieren! Der Patient muss schnellstens auf dem OP-Tisch liegen. Je nach Munition und Eintrittswinkel treten bei Schussverletzungen große Schäden am Gewebe auf. Teilmantelgeschosse dehnen sich im Körper aus und verursachen lebensgefährliche Defekte. Der Patient hat besonders schlechte Chancen, wenn große Gefäße getroffen werden und er in kurzer Zeit Blutmassen in die Körperhöhle verliert. So war es vermutlich leider auch bei diesem Einsatz.

Vor Ort kann in solchen Fällen wenig ausgerichtet werden. Die oberste Priorität hat ein in Lichtgeschwindigkeit durchgeführter Notfalltransport in den Schockraum eines geeigneten Krankenhauses, in dem die erste Diagnostik durchgeführt wird. Aber in diesem Fall war es noch dringender. Lenny und Theo übersprangen daher den Schockraum, liefen direkt in den vorbereiteten OP-Saal und überließen den Staatsanwalt den erfahrenen Händen der Chirurgen. Ab diesem Zeitpunkt war der Einsatz der beiden beendet.

Im OP fanden vermutlich mehrere Diagnosen und Behandlungen gleichzeitig statt. Während ein Chirurgenteam den Bauch aufschnitt, führte ein zweites Team eine Thorakotomie durch, eine Brustkorböffnung, um starke Blutungen zu ermitteln und zu stoppen. Die Anästhesie kümmerte sich um das Atemwegsmanagement. Der Mann hatte bereits einen Beatmungsschlauch in der Luftröhre – er wurde kontrolliert beatmet. Optimalerweise wurden diverse Konserven Blut in Null-Negativ im Behandlungsraum bereitgehalten, die unmittelbar transfundiert wurden.

Einige Zeit später klingelte mein Handy, Lenny war am anderen Ende der Leitung. Er und Theo standen immer noch vor der Ambulanz. Aus dem Radio des Rettungswagens drangen Fetzen irgendwelcher Nachrichten eines Lokalsenders durch das Telefon an mein Ohr und erzählten mir das, was Lenny und Theo gerade live und hautnah erlebt hatten. Der Moderator wusste im Gegensatz zu Lenny noch nichts Genaues. Er berichtete von schweren Verletzungen und dem Täter, der noch vor Ort festgenommen worden war.

»Sie haben ihn gerade zugedeckt«, sagte Lenny, »eine OP-Schwester hat es mir erzählt.«

»Sie haben aufgehört?«, fragte ich.

»Die Blutungen waren zu stark. Keine Chance ...« Lenny kramte nach seinen Zigarillos.

Was letztendlich bei der Obduktion herauskam, weiß ich nicht. Es spielt aber auch keine Rolle. Aus meiner Sicht war alles optimal gelaufen. Meine Kollegen hatten ihr Bestes gegeben. Sie hätten nichts besser oder schneller machen können, als sie es getan hatten.

Der Faktor Zeit ist nach wie vor der schlimmste Angstgegner im Rettungsdienst. Im Fall des Staatsanwaltes hätte das Team bereits fahrbereit danebenstehen können und wäre trotzdem zu langsam gewesen. Sie konnten einfach nichts mehr ausrichten.

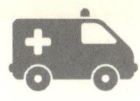

Kehrtwende

Folgende Geschichte spielte sich in einem Sommer vor etlichen Jahren ab, als noch keinerlei Handlungsalgorithmen für Verkehrsunfälle etabliert waren. Lenny und ich hatten an dem Tag keinen innerstädtischen Dienst auf dem RTW, sondern auf einem Krankenwagen. Wenn Rettungsassistenten, so wie wir es sind, Krankenwagen fahren, ist dies ein außerordentlich seltenes Ereignis. Um die Fachkraftquote zu erfüllen, muss der Betreiber eines Rettungsdienstes für gewöhnlich hier nur einen Rettungssanitäter einsetzen. Ein Rettungssanitäter durchläuft eine wesentlich kürzere Ausbildung als ein Rettungsassistent. Ein Krankenwagen wird im Gegensatz zu einem Rettungswagen vor allem dazu verwendet, Patienten von A nach B zu fahren, die zwar eine Betreuung, aber nur eine geringe Überwachung benötigen. Hierzu gehören die Blutdruck- oder Blutzuckermessung. Im Rettungswagen ist viel mehr möglich. Man kann einen Notfallpatienten maschinell beatmen oder diesen einer sehr genauen EKG-Diagnostik unterziehen. Der Rettungswagen ist im Gegensatz zum Krankenwagen mit lebensrettenden Notfallmedikamenten ausgerüstet und bietet aufgrund seiner Größe viel mehr Platz.

Die Tatsache, »nur« einen Krankenwagen zu fahren, schützt die Besatzung jedoch keineswegs davor, auch mal in eine akute Notfallsituation zu geraten.

Nach der Hinfahrt und einem ausgedehnten Mittagessen beim Chinesen verließen Lenny und ich die Bad Heilbrücker Kurklinik, die drei Fahrstunden von unserer Stadt entfernt lag. Eine Stunde, die wir in bester Laune auf der Straße verbracht hatten, später passierten wir ein Autobahnkreuz, hinter dem ein immer größer werdender Stau begann. Kurz darauf gelangten wir an einen Grünstreifen, auf dem mehrere verbeulte Autos standen. Menschen waren ausgestiegen und liefen herum. Ein weißes Fahrzeug lag auf dem Dach. Für uns hieß das: anhalten und unsere Hilfe anbieten.

Dem ersten Anschein nach waren drei Personen in dem auf dem Dach liegenden Fahrzeug eingeschlossen. Der Retter macht grundsätzlich einen Unterschied zwischen den Begriffen »eingeschlossen« und »eingeklemmt«. Ersterer bedeutet, dass es dem Fahrzeuginsassen lediglich nicht möglich ist, die Tür zu öffnen und das Fahrzeug zu verlassen. Zum Beispiel kann dies passieren, wenn die Tür durch einen Aufprall stark in Mitleidenschaft gezogen wurde oder der Rahmen des Fahrzeugs verzogen ist. Das heißt aber nicht zwingend, dass dem Fahrzeuginsassen viel passiert sein muss. Er kann dies im besten Fall sogar unverletzt überstehen. Ein eingeklemmter Fahrzeuglenker hingegen ist durch Teile des Autos verletzt und buchstäblich durch ebendiese eingeklemmt. Stellen Sie sich einen Aufprall mit 80 Kilometern pro Stunde vor. Das Auto ist dann mindestens einen Meter kürzer, als es vor der Kollision war. Zwar wird das Blech bis zu einem gewissen Grad zusammengeschoben – das meiste davon wird jedoch in den Fahrzeuginnenraum gedrückt. Dort sitzt blöderweise der Fahrer, der durch das Metall in arge Bedrängnis kommt und eingeklemmt wird. Ein Patient in einer derartigen Lage gilt bis zum Beweis des Gegenteils als schwer verletzt – und wird auch so behandelt.

Momentan wirkte das Ganze eher ungefährlich und entspannt. Aber es war eine Tatsache, dass wir die Leute erst einmal nicht aus ihren Fahrzeugen befreien konnten. Der Unfall war offenbar gerade erst passiert, da sich außer uns kein weiteres Einsatzfahrzeug in der Nähe befand und auch am Funk nichts von einem derartigen Unfall zu hören war.

Die erste Maßnahme nach der Sichtung war daher: Lagemeldung an die Rettungsleitstelle. Denn ohne Lagemeldung kam keine weitere Hilfe. Die Unfallbeteiligten waren überrascht und gleichzeitig sehr angetan, uns zu sehen. Klarer Fall: Wenn ich einen Unfall hätte und eine halbe Minute später zufällig der Rettungsdienst dastünde, würde ich mich ebenfalls freuen.

Kurze Zeit darauf hatte sich ein Insasse des Autos bereits selbst befreit, zwei saßen noch drin. Frau Heller, die ältere, etwas übergewichtige Dame des Trios, befand sich in Rückenlage im Fond des Autos. Der Wagen lag an einem Hang, die Schnauze zeigte bergabwärts.

»Ich komme nicht raus. Meine Herren, könnten Sie mich bitte befreien?«, rief Frau Heller lachend, strampelte mit den Beinen und erinnerte entfernt an einen überdimensionalen Maikäfer, der nicht in der Lage war, sich umzudrehen. Frau Hellers Gewicht und die Wirkung der Schwerkraft schienen in diesem Moment die größten Probleme für sie bei dem Vorhaben zu sein, sich überhaupt in eine andere Lage zu bringen.

Die Dame gab an, keine Schmerzen zu haben, konnte alles bewegen und versicherte uns, bester Gesundheit zu sein. Lenny und ich entschlossen uns daher, Frau Heller aus ihrer misslichen Lage zu befreien und sie einfach an den Füßen herauszuziehen. Wir versahen sie dann mit einer Halskrause, legten sie anschließend auf unsere Trage und wiesen einen Passanten an, bei Frau Heller zu bleiben und uns umgehend zu informieren, wenn sich Frau Hellers Zustand verändern sollte – in welche Richtung auch immer.

Als Nächstes widmeten wir uns dem Fahrer, der uns ebenfalls versicherte, völlig unverletzt zu sein. Nur gab es aus dem Unfallfahrzeug keinen Ausgang für den Mann – dumme Situation. Wir konnten ihn allerdings durch die Tatsache beruhigen, dass die Feuerwehr bereits unterwegs war und in Kürze eintreffen würde.

Nun landete ein Rettungshubschrauber im Acker neben der Autobahn, die durch die Polizei mittlerweile gesperrt worden war. Auch die Besatzung des Helikopters kümmerte sich zunächst um den Patienten, der nach wie vor eingeschlossen war. Der Arzt musste nach näherer Betrachtung ebenfalls feststellen, dass keine Chance bestand, den Mann ohne schweres Rettungsgerät der Feuerwehr zu befreien.

»Können Sie mal kurz gucken? Der Dame geht's nicht gut«, rief der Passant plötzlich und zog mich an meiner Jacke. Damit hatte ich schon gerechnet, denn ein derartiges Unfallereignis geht immer mit erheblichem Stress und einer damit verbundenen Ausschüttung von Endorphinen einher. Der Patient verspürte daher unter Umständen anfangs keinen Schmerz. Frau Heller hatte aber mit Sicherheit ein Schleudertrauma und Prellungen oder möglicherweise auch irgendwo einen Bruch. Doch ich konnte nichts entdecken. Frau Heller sprach nur von Schmerzen im Bereich ihres Halses und deutete dabei direkt auf ihren Kehlkopf. Als ich den Hals inspizierte, war dieser hart wie ein Betonpfeiler. Das war nicht gut. Hart ist niemals gut. Wenn ein ansonsten weicher Bereich zunehmend härter wird, bedeutet das meistens, dass da irgendetwas einblutet. Gerade am Hals ist das aber außerordentlich schlecht. Vermutlich war ein Gefäß im Bereich ihres Halses abgerissen, und das Blut war auf dem besten Weg, ihr die Luft abzuschnüren. Von einer Sekunde auf die andere war aus dem lustigen Maikäfer in Rückenlage ein akuter Notfall in Lebensgefahr geworden.

Lenny war schon auf dem Weg und wollte den Notarzt herbeizitieren. Der Arzt reagierte zunächst widerwillig, bis

Lenny ihm die immer ernster werdende Situation schilderte. Nachdem er den Hals der Patientin abgetastet hatte, wechselte er die Farbe und wurde weiß wie das Hemd eines Rettungsassistenten – zu Schichtbeginn, wohlgemerkt.

»Wir brauchen sofort ein Fahrzeug, in dem wir die Frau intubieren können!«, rief er. Lenny organisierte einen der zwischenzeitlich eingetrudelten Rettungswagen. Als wir die Frau in den Wagen bringen wollten, stellte sich uns ein Seelsorger in der typischen Montur eines Priesters in den Weg. »Bleiben Sie bitte stehen«, sagte er. Wir stutzten.

»Warum?« Lenny war sichtlich irritiert, und mir ging es nicht anders.

»Ich möchte die Frau segnen.«

»Wenn Sie der Frau helfen wollen, dann stellen Sie sich zu den anderen Schaulustigen, und behindern Sie uns nicht.«

»Was soll das heißen?«

»Dass Sie im Weg stehen. Und jetzt: auf Wiedersehen – bei allem Respekt natürlich«, schnaubte ich und schob den Gottesdiener auf die Seite. Eine Segnung war in diesem Augenblick sicher nicht das probateste Mittel, um einer Frau zu helfen, die sich auf dem besten Wege befand zu ersticken.

Der Priester lief neben uns her, sprach ein paar ölige Worte und scheiterte schließlich an der Hecktür, hinter der er stehen bleiben musste. Wir durften jetzt aber auf keinen Fall Zeit verlieren.

Im Rettungswagen brach sofort Hektik aus. Die soeben noch ansprechbare Patientin trübte zunehmend ein und verlor irgendwann das Bewusstsein. Normalerweise hätten Lenny und ich den für uns fremden Rettungswagen der Kollegen sofort verlassen müssen, jedoch sah der Notarzt dies anders. Er hielt mich am Ärmel fest und bat uns zu bleiben. Es war eng, stickig und heiß wie in der Wüste. Die Sauerstoffsättigung der Patientin, die normalerweise bei knappen 100 Prozent liegen sollte, rutschte ab. Ich nahm den Beatmungsbeutel und versuchte, der Frau beim Atmen zu helfen. Ein Widerstand in den Atemwegen erschwerte mein Vorhaben – die Sättigung fiel weiter. Auch die Stimmung im Rettungswagen sank in Anbetracht der immer akuteren Lebensgefahr.

»Sättigung ist jetzt bei 70. Wir sollten langsam was machen«, meinte Lenny. Der Kopf des Notarztes leuchtete rot. Schweiß rann ihm die Stirn hinab.

Die Intubation misslang. Denn die Patientin hatte einen sehr kurzen, dafür aber umso dickeren Hals. Der Notarzt schob den Beatmungsschlauch hinein, ohne die Stimmbänder sehen zu können. Die Stimmbänder weisen aber normalerweise den Weg in die Luftröhre. Der erste Versuch landete jedoch in der Speiseröhre.

»Okay. Lasst uns koniotomieren.« Der Notarzt wollte die Atemwege durch einen Schnitt auf Höhe des Kehlkopfes öffnen und so den Beatmungsschlauch platzieren.

»Aber dann könnte sie verbluten«, warf ich ein.

»Ja, aber so erstickt sie sicher«, gab Lenny zu bedenken.

»So ist es. Wir brauchen ein Skalpell«, rief der Notarzt unserem Kollegen zu, der sichtlich darum bemüht war, das Instrument zu finden.

»Das war doch immer in dieser Schublade ...« Der Kollege nestelte nervös an allen Griffen herum.

»Habt ihr kein Notamputationsset hier an Bord?« Ich blickte den Kollegen an. Er nickte hektisch.

»Keine Sorge. Wir wollen nicht den Kopf amputieren. Wir brauchen nur das Skalpell aus dem Set«, meinte der Notarzt grinsend. Der Kollege hatte offenbar wenig Humor. Er riss die Verpackung auf, nahm das Skalpell aus dem Set, versah den Tubus mit Gleitgel und kümmerte sich um das weitere Zubehör, das der Notarzt benötigte. Dann konnte es losgehen.

Die Hand des Notarztes zitterte. Ich musste dabei an einen Trinker im Entzug denken. Und daran, dass dieser Gedanke unfair war. Eine Notfallkoniotomie kommt alle Jubeljahre einmal vor. In knapp 20 Jahren Dienst war dies meine erste und bislang einzige notfallmäßig durchgeführte Öffnung der Luftwege. Dementsprechend verhält es sich mit der Routine des Einsatzpersonals. Es ist gut, etwas theoretisch zu beherrschen, aber wenn man etwas praktisch noch nie getan hat, ist die Hemmschwelle zum ersten Schnitt nicht unbeträchtlich. Vor allem wenn es darum geht, der Patientin die Kehle aufzuschneiden.

Das Skalpell glitt sanft durch die Haut an Frau Hellers Kehlkopf. Das Blut rann seitlich hinab und fing sich in den Netzen der Kompressen, die extra dafür bereitlagen. Dann schob der Notarzt den Tubus ohne Schwierigkeiten durch den winzigen Schnitt in die Atemwege hinein.

»Blocken«, befahl der Notarzt, drückte das Stethoskop auf den Brustkorb der Frau und wollte die richtige Platzierung des Tubus überprüfen. Nichts passierte.

»Blocken!«

»Ich *habe* geblockt«, erwiderte Lenny. Die Frau ließ sich trotzdem nicht beatmen. Der Ballon am Ausgang des Tubus, der auch Cuff genannt wird und das Eindringen von Erbrochenem in die Lunge hindert, war vermutlich im Eimer.

»Murphy ist ein Arschloch«, war mein erster Gedanke.

»Hast du den verdammten Cuff nicht geprüft oder was?«, schrie der Notarzt den Kollegen an, der noch weißer wurde, als er ohnehin schon war. Der Kollege schüttelte den Kopf und verlor kein Wort. Es folgte eine Schimpftirade des Notarztes, die ich hier aus Gründen des Jugendschutzes nicht zitieren kann.

»Ihr könnt jetzt noch fünf Minuten rumschreien«, meinte Lenny schließlich, »dann ist die Frau mit Sicherheit Geschichte.«

»Hol einen neuen Tubus«, wies ich daraufhin den Kollegen an. Er zitterte. »Wie ein Trinker«, dachte ich wieder. Diesmal hielt ich meine Gedanken für angemessen.

Der Cuff des zweiten Tubus funktionierte. Nach den ersten Beatmungen stieg die Sauerstoffsättigung in einen annehmbaren Bereich an. Es dauerte nicht lange, dann mussten wir die Frau in Narkose legen, damit sie nicht vorzeitig aufwachte und sich selbst den Tubus entfernte.

Später erfuhren wir, dass Frau Heller es geschafft hatte. Der Gurt hatte ihr beim Aufprall und dem anschließenden Überschlag des Fahrzeugs eine Arterie im Halsbereich abgerissen. Das Blut, das sich im Hals ansammelte, drückte ihr allmählich die Luftwege ab. So kam es, dass aus einer zunächst entspannten Szene eine lebensgefährliche Situation entstanden war, die für Frau Heller beinahe ein schlechtes Ende genommen hätte.

Auch fast alle übrigen Beteiligten hatten diesen Unfall ohne größeren Schaden überstanden. Der Mann, der sich zu Beginn selbst befreit hatte, kam ohne jegliche Schramme davon. Der eingeschlossene Patient wurde durch die Feuerwehr befreit und erlitt nur ein paar Blessuren.

Nicht jedoch der arme Kollege, der den Cuff nicht geprüft hatte. Sein Selbstvertrauen trug mindestens mittelschwere Verletzungen davon, deren Heilung einige Zeit in Anspruch nehmen würde.

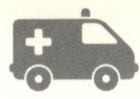

Junkieblues

Es gibt Einsätze, die sind bereits beendet, bevor sie überhaupt richtig angefangen haben. Eines Nachts befahl uns die Leitstelle zu einem Einsatz, der sich im Vorfeld außerordentlich dramatisch anhörte. Wir wurden aus dem Tiefschlaf gerissen, stürzten aus den schlafwarmen Betten und kämpften uns in die orangefarbenen Rettungsdienstklamotten. Die Alarmdurchsage des Piepsers war beunruhigend gewesen: eine Messerstichverletzung, Einsatzort: unbekannt.

Ich dachte als Erstes an einen der Vergnügungstempel in der Stadt. Ständig gab es dort Pöbeleien, Verletzte und Alkoholvergiftete. Ständig wurden auch Retter bedrängt, die eigentlich nur helfen wollen. Drogen wurden hier in Unmengen konsumiert, und das Aggressionspotenzial mancher »Kunden« war absolut unberechenbar.

Wir beeilten uns also, aus dem ersten Stock der Wellblechwache nach unten in die Fahrzeughalle zu kommen, und hofften, dass die Polizei bereits vor Ort sein würde. Auch der Notarzt und sein Fahrer kamen die Treppe heruntergeschlurft, hatten es aber augenscheinlich aufgrund der Einsatzmeldung nicht besonders eilig, da hier offenbar eine Gefahr für die Retter drohte. Die beiden hofften genau wie wir, dass die Polizei bereits vor Ort wäre, wenn wir ankämen.

Funkgerät eingeschaltet, Rolltor hochgefahren, Status »9« auf der Tastatur. »Dringender Sprechwunsch« bedeutete dies. Ein Klacken. Die Leitstelle gab uns den Einsatz durch.

»1/83/1 und Wagen 1/82/1: Fahren Sie beide in den Elsterweg, Hausnummer 5, bei Müller – Stichverletzung mit einem Messer. Eigenschutz beachten.«

Ich wiederholte den Einsatz, während Lenny den Rettungswagen aus der Garage steuerte. Das Notarzteinsatzfahrzeug folgte. Doch bevor wir den Hof verlassen konnten, wurden wir abbestellt. »Rücken Sie wieder ein«, sagte der Disponent, »der Anrufer hat nochmals angerufen – er hat wohl nur geträumt.« Ach was.

Die gesamte Armada konnte nun also wieder zurück in ihre Betten.

Nicht ganz eine halbe Stunde später, nachdem ich mich meiner Rettungsdienstkleidung entledigt, mich zurück in mein warmes Bett gelegt und das Licht gelöscht hatte, gellte der Piepser erneut.

»So ein Mist«, schimpfte Lenny, der noch beim Ausziehen war und mit einem Bein in der Hose steckte.

Diesmal ging es wirklich zu einem unklaren Notfall zu einer Diskothek am Rande der Stadt.

»RTW 1/83/1, fahren Sie: Marxstraße 13, in der Diskothek Soundattack ... erkrankt.«

»Wie ... erkrankt?«, fragte Lenny und drehte sich zu mir. »Was ist das denn wieder für 'ne Meldung?«

»Das neue Modewort der Leitstellenmitarbeiter«, erwiderte ich und sah gelangweilt in den rechten Außenspiegel.

»Das heißt wohl nur, dass der überhaupt keine Ahnung hat, was da vor sich geht«, schimpfte Lenny weiter. Er nölte auf dem Weg dorthin noch etwas von »Callcenterniveau«, »unfähig« und »Arbeitsunlust«.

Stellen Sie sich mal vor, Sie sitzen in besagter Leitstelle. Ein Notruf trifft ein, Sie nehmen das Telefon ab, dann spielt sich folgender Dialog ab:

»Rettungsdienst- und Feuerwehrnotruf, guten Tag.«

»Hallo. Könnten Sie bitte einen Rettungswagen schicken?«

»Was ist denn passiert?«

»Hier ist jemand erkrankt.«

»Erkrankt, verstehe. Geht das noch etwas genauer?«

»Nein, leider nicht. Ich kann nur sagen, dass hier jemand erkrankt ist.«

»Unklar erkrankt also. Aber selbstverständlich. Frau XY, ich schicke Ihnen sofort einen Rettungswagen. «

Und so weiter. Wäre ein Dialog dieser Art für Sie denkbar? Richtig, für mich auch nicht. Ich würde genau wie Sie wissen wollen, welches Problem der Anrufer eigentlich hat. Aber gut.

Ich ließ Lennys Gemaule unkommentiert, da ich ohnehin nichts ändern konnte. Die Kirchturmuhr schlug vier Uhr morgens. Vor dem Eingang der Disco standen zwei Türsteher, die beide nicht ganz helle zu sein schienen. Der eine hatte seinen Klopshintern in eine viel zu enge schwarze Lederhose gezwängt, die an der Seite bereits eingerissen war. Der Zweite hatte seine hässliche Visage hinter einer Sonnenbrille der Marke »Terminator« versteckt. Eine Freakshow. Vermutlich lag es an der fortgeschrittenen Uhrzeit, dass meine Wahrnehmung derart gehässig war.

Wir durchquerten nun das Gebäude und traten durch den Hinterausgang ins Freie. Das zugedopte Partypüppchen lag im Hinterhof des Lärmkellers und hatte den Wettbewerb um die Tagesvollste unbestreitbar gewonnen. Mehrere Typen standen um sie herum.

»He, Mann, ey ... bewegt euch endlich. Warum seid ihr so langsam? Sie stirbt fast.«

»Jetzt mal ganz ruhig«, antwortete ich, »hier stirbt niemand so schnell.«

»Woher willst du das wissen?«

Ja ... woher sollte ich das wissen? Lag es an der Uhrzeit? Oder an der Umgebung? Oder lag es einfach nur an den Typen, die Lenny und mich gerade umstellt hatten? Möglicherweise halfen mir auch fast 20 Jahre Erfahrung im Rettungsdienst, die meine Blicke für Notfallsituationen geschärft hatten. Lenny war ebenfalls meiner Meinung. Ich fuhr mit der Anamneseerhebung fort.

»Was ist genau passiert?«

»Hey, Mann ... was sollen die blöden Fragen? Helft ihr einfach!«

»Die hat von dem da Speed bekommen«, kam eine emotionslose Stimme aus dem hinteren Bereich, und jemand deutete auf den aggressiven Kerl.

»... und gesoffen«, ergänzte eine zweite Stimme.

»Mann, halt die Fresse«, schrie der unangenehme Zeitgenosse in vorderster Reihe seinen Kumpel an, »die hat nix von mir genommen.«

Lenny nahm das Ohrthermometer. Das 25-jährige Partyopfer hatte Fieber. Ein typischer Effekt von Amphetaminmissbrauch. Durch die anregende Wirkung auf das zentrale Nervensystem kommt es zu einem Gefühl der Euphorie und des Über-den-Dingen-Stehens. Die Drogennutzer überschätzen sich und geraten irgendwann in einen Teufelskreis, den sie nicht mehr so schnell verlassen können. Drogen nehmen, Wirkung genießen, Wirkung lässt nach – irgendwann muss die Dosis gesteigert werden, um den gleichen Effekt zu erzielen. Nicht selten endet eine Speedparty in einem Systemausfall des Konsumenten. Bei dem Mädchen kam noch eine nicht zu unterschätzende Menge an Alkohol mit ins Spiel. Aus ihrem Gucci-Handtäschchen war ein Ausweis herausgefallen. Ihr Name war Svenja.

»Ich hab dem Arschloch in eurer Zentrale doch gesagt, dass ihr euch beeilen sollt, Mann«, schnauzte der Typ uns an.

»Polizei. Wer ist hier ein Arschloch?« Mehrere Polizisten betraten den Hof über den Hinterausgang der Diskothek.

»Der Freund hier, der vermutlich auch Dealer von Beruf ist«, bemerkte ich und sah den Polizisten an.

»Mehr dürfen wir aus Gründen der Schweigepflicht leider nicht sagen«, konstatierte Lenny und blinzelte mir zu.

»Wer hat euch gerufen? Ihr kommt ausnahmsweise wie bestellt«, sagte ich.

»Niemand. Wir waren nur zum Kontrollieren hier. Eine Bedienung schickte uns hier raus, weil sie dachte, es gebe Ärger«, antwortete der Polizist und nahm sich den Kameraden vor, der uns bedrängt hatte.

Es folgten eine Festnahme und eine ergiebige Durchsuchung des mutmaßlichen Drogendealers, der dem Mädchen zum Speedrausch verholfen hatte. Alle übrigen »Zeugen« hatten sich schnell aus dem Staub gemacht, als sie die Polizisten gesehen hatten.

Mittlerweile war Svenja aufgewacht und gab unerotische Grunzlaute gleich einem Hausschwein von sich. Gegen den venösen Zugang hatte sie sich nicht gewehrt.

»Guten Morgen, Svenja.«

»Uäääääääääh!«

»Sieht wohl so aus, als ob sie dich nur von den Knien abwärts hübsch findet«, stellte Lenny grinsend fest. »Du bist und bleibst ein optischer Sanierungsfall.«

»Sehr witzig«, gab ich zurück. Wir luden die vollgekotzte Svenja dann in den Rettungswagen und machten uns mit ihr in der Notaufnahme wieder einmal keine Freunde.

Zwei Wochen nach unserer ersten Begegnung mit Svenja trafen wir sie erneut. Und danach regelmäßig immer wieder in sehr ähnlichen Situationen. Exzessiver Alkoholkonsum, Drogenrausch, Notaufnahme – immer die gleiche Geschichte. Im Verlauf der Zeit erfuhr ich eine ganze Menge von ihr. Sie erzählte mir von ihrer schrägen Kindheit, ihren Essstörungen und dem Beginn ihrer Drogensucht. Zuletzt rief uns der Besitzer einer heruntergekommenen Bar im Gewerbegebiet unseres Ortes zu sich, weil Svenja nach reichlichem Amphetamin- und Alkoholkonsum kollabiert war und ihm zur Erinnerung eine vollgekotzte Theke hinterlassen hatte. Eigentlich hatte sie versprochen, nie wieder Drogen zu nehmen — vor allem kein Speed mehr. Na ja, der übliche Junkieblues. Nach dem Kollaps ist grundsätzlich alles schrecklich. Es wird geweint und gezetert. Wenn der Junkie dann aber ausgenüchtert ist, geht das gleiche Spiel von vorne los.

Eines Tages kamen wir dann zu spät. Wir fanden sie tot in ihrer Badewanne, nachdem ein Nachbar, der sie seit einigen Tagen nicht mehr gesehen und sich Sorgen gemacht hatte, einen Notruf getätigt hatte. Die Kombination von Barbituraten und Alkohol hatte sie besiegt — ob absichtlich oder aus Versehen, wissen wir nicht. Viele Fotos von ihr hingen in ihrer Wohnung oder standen auf der Kommode. Sie zeigten Svenja in besseren Zeiten — als begeisterte Kletterin und auf einem giftgrünen, pfeilschnellen Motorrad, auf dem »Spaß« stand. Eine Frau, die das Extreme geliebt hatte, bis es ihr zum Verhängnis geworden ist.

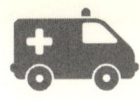

Das Recht auf Hilfe

Jeder hat ein Recht auf Hilfe. Das klingt einfach, das klingt fair. Glauben Sie mir: Es ist weder das eine noch das andere.

»Wie kann er das schreiben, wie kann er das denken? Er ist ein Retter, ein Helfer. Er muss helfen. Jedem und gerne«, wird Ihnen jetzt vielleicht durch den Kopf gehen.

Na gut, dann kommen Sie doch mal mit. Rückblick auf einen Nachmittag im August.

Eine Einsatzmeldung kam bei uns herein: »Verkehrsunfall. Mehrere Personen schwer verletzt, Rettungshubschrauber ist unterwegs.«

Tragisch. Immer. Aber was Lenny und mich an diesem Tag vor Ort erwartete, war nicht ein unglücklicherweise von der Fahrbahn abgekommener Fahranfänger oder ein abgelenkter Autofahrer, der beim Griff ans Radio das abbiegende Fahrzeug übersehen hatte. Was auf uns zukam, war kein reumütiger Unfallgegner, der die Szenerie schockiert vom Rande aus betrachtete und die Tragik der durch ihn ausgelösten Situation kaum fassen konnte. Der in Tränen aufgelöst, traumatisiert und schuldgefühlzerfressen war.

Was uns an diesem Tag begegnete, war ein substanzabhängiger Mitbürger, ein Junkie. Er saß auf dem Trittbrett des bereits postierten RTW, beruhigte seine Nerven mit einem Joint und beklagte den Verlust seines Autos.

Sein Auto war durch einen entgegenkommenden Kleinbus zerstört worden, in dem eine Familie gesessen hatte. Vater. Mutter. Sohn und Tochter. Alle tot.

Die Ermittlungen ergaben später, dass der nur leicht verletzte Unfallgegner aufgrund seiner durch den Drogenkonsum beeinträchtigten Reaktion von der Fahrbahn abgekommen war und seinen Wagen in den Gegenverkehr gelenkt hatte.

Unsere Aufgabe war es nun, den Junkie zu versorgen.

Einfach?

Fair?

Vermutlich hatte auch der Junkie seine Geschichte und seine Gründe, warum er nun dort war, wo er war. Womöglich hatte er eine schlimme Kindheit gehabt, seinen Job oder die Freundin verloren. Vielleicht war sogar beides passiert, oder irgendwer war gestorben – was auch immer. Doch ich sah in diesem Moment nur, wie einer der vier Körper mit einer Plastikplane zugedeckt wurde. Eine zarte Kinderhand war darunter noch zu sehen. Mit einem rosa Plastikarmband um das Handgelenk, wie es nur kleine Mädchen schön finden. Ein Stoffhund lag im Schmutz der Unfallstelle. Meine Kollegen hantierten hektisch umher. Versuchten verzweifelt, das Schicksal zu überlisten. Doch in diesem Fall war völlig klar, dass sie auf ganzer Linie verlieren würden. Sie arbeiteten eigentlich mehr für sich selbst, um sich später versichern zu können: »Ich habe alles versucht.«

»Wisssssn Sie, wie lang ich auf des Auto gespart hab?«

Ach ja. Unser Patient. Prellungen. Eine Schürfwunde am Kopf. Und natürlich die Vergiftung mit den Drogen.

»Steigen Sie in den Wagen.«

Meine Halsvene pulsierte, meine Hände zitterten. Ich versorgte ihn und brachte ihn ins Krankenhaus. Nicht, weil das fair ist, sondern weil es mein Job ist. Denn jeder hat ein Recht auf Hilfe.

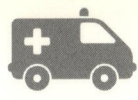

Herr Krause

Jedes Mal, wenn ich nach meinem Schichtdienst nach Hause kam, sah ich ihn auf der alten Parkbank sitzen, von der die braune Farbe längst abgeblättert war. Die Bank stand auf einer kleinen Rasenfläche an der Hauptstraße zwischen einer Telefonzelle und der Einmündung zur Straße, in der ich wohnte. Ich nannte den Platz »Herrn Krauses Wohnzimmer«.

Richtig bewusst nahm ich Herrn Krause erst seit dem winterlichen Einsatz einige Monate zuvor wahr. Wir wurden damals in die Hauptstraße unseres Ortes geschickt. Angeblich sollte dort jemand vor einem Lebensmittelgeschäft kollabiert sein. Herr Krause war betrunken und lag im nassen Rinnstein. Er besaß einen Rollator, mit dem er sich eigentlich gut vorwärtsbewegen konnte. Ich versuchte, ihm aufzuhelfen und ihn in unser Krankenhaus zu bringen, da er unterkühlt sein musste. Schließlich war es Mitte November und hatte knapp unter null Grad. »… dann können Sie sich aufwärmen«, sagte ich, obwohl ich mir dafür in der Notaufnahme einige Schiefer eingezogen hätte. Er wollte aber nicht und meinte nur, er warte auf seine Limousine und den Chauffeur, damit er endlich zur Arbeit fahren könne. Dann beschwerte er sich noch, dass ich nie grüßen würde, wenn ich an ihm vorbeiginge. Trotz allen Zuredens wollte Herr Krause immer noch partout nicht mitkommen.

»Lass mich auf meine Kutsche warten, damit ich meine Einkäufe nach Hause bringen kann«, sagte er zum Schluss, lud seine Bierdosen in den Rollator und lief davon.

Seitdem rief er immer: »Der Sani kommt!«, wenn er mich sah. Ab und zu hielt ich bei ihm an und gab ihm ein paar Euro mit den mahnenden Worten, die Kohle nicht für Alkohol rauszuhauen.

»Klar, mach ich nicht«, antwortete er dann lachend, »ich versaufe nur das Geld, das ich von den anderen bekomme. Von deiner Knete besorge ich mir schöne Gladiolen.«

»Wofür das denn?«

»Für meine große Liebe.«

Zwei Wochen später hatte ich frei und kam vom Einkaufen zurück. Herr Krause rief: »Der Sani kommt!« und hob seine Bierdose. Als ich vor ihm stand, um mich nach seinem Wohlbefinden zu erkundigen, lud er mich ein, seinen Namenstag mit ihm zu feiern. Seit unserem Treffen bei dem Einsatz hatte ich ihn zwar immer gegrüßt, war aber noch nie lange bei ihm stehen geblieben. Diesmal machte ich eine Ausnahme und setzte mich zu ihm auf die Parkbank. Er erzählte mir aus seinem Leben und von der Zeit, bevor er auf der Straße gelandet war. Er behauptete, Diplompsychologe in einer Suchtberatungsstelle dieses Ortes gewesen zu sein. Natürlich glaubte ich ihm das zunächst nicht, bis er mir begeistert von Freuds Theorien und den Anfängen der Psychoanalyse vorschwärmte. Die Denkansätze Carl Gustav Jungs hatten es ihm besonders angetan. »Jeder kann eine Psychose bekommen, wenn alle Umstände gegen dich sind und alles über dich hereinbricht«, schloss er ab und nahm einen tiefen Schluck aus seiner zerbeulten Dose.

Seinen Job hatte er nach dem Unfall seiner Frau verloren. Er hatte alles mitangesehen, hatte aber keine Zeit mehr gehabt zu reagieren, als seine Frau schreiend auf die Schienen gestürzt war. Sekundenbruchteile bevor der Fahrer der Bahn eine Notbremsung eingeleitet hatte. Als sie auf der Trage des Rettungshubschraubers lag, war sie bei Bewusstsein gewesen. »Mach dir keine Sorgen«, hatte sie ihn noch beruhigt, »es ist fast nichts passiert.«

Er war in die Leere abgestürzt, und niemand hatte ihn aufgefangen, als seine Liebste kurz nach dem Unglück auf der Intensivstation in der nahe gelegennen Großstadt gestorben war. Da er dann immer öfter zur Flasche gegriffen hatte, machten seine Arbeitgeber kurzen Prozess und beförderten ihn mit einem Arschtritt in die Arbeitslosigkeit. Kurz darauf verlor er seine Wohnung.

Nach einiger Zeit verabschiedete ich mich von Herrn Krause und lief die paar Meter nach Hause, in mein warmes gemütliches Heim. Als ich die Schwelle zu meiner Wohnungstür überschritt, hatte ich mir ganz fest vorgenommen, ab jetzt öfter bei Herrn Krause anzuhalten, mich nach seinem Befinden zu erkundigen, etwas mit ihm zu plaudern und vielleicht noch etwas mehr über sein bisheriges Leben zu erfahren. Aber wie das leider mit Vorhaben oft so ist: Alles blieb so, wie es gewesen war. Als ich beim nächsten Mal an Herrn Krauses Wohnzimmer vorbeikam, rief er schon von Weitem: »Der Sani kommt!« Wieder gab ich ihm ein paar Kröten und ermahnte ihn, nicht alles zu vertrinken.

Drei Monate später war es auf einen Schlag kalt wie in der Arktis. Das Thermometer hatte die Minus-20-Grad-Grenze unterschritten. Bevor ich an diesem Abend meinen Nachtdienst antreten musste, sah ich nach draußen, dachte an meine Hightechjacke und wie ich trotz ihrer guten Isolierung frieren würde. Keine Ahnung, wie Herr Krause das machte. Ich beschloss, kurz »Guten Tag« zu sagen und Herrn Krause wenigstens einen Becher Tee zum Aufwärmen vorbeizubringen. Doch als ich bei der Parkbank ankam, war sie leer. Nichts lag mehr dort, was an Herrn Krause erinnert hätte. Alle leeren Bierdosen waren verschwunden. Weder stand ein Rollator herum, noch war irgendwer da, den ich nach Herrn Krauses Verbleib hätte fragen können. Doch trotz des leichten Schneefalls lag auf der Bank kein Schnee. Sie wirkte vielmehr so, als wäre Herr Krause vor Kurzem noch hier gewesen. Ich stand noch einige Minuten herum, trank den Plastikbecher Früchtetee selbst aus und machte mich dann auf den Weg in die Rettungswache.

»Hallo, Christian«, begrüßte mich Lenny, »hoffentlich wird es nachts ein wenig ruhiger als tagsüber.«

»War so viel los?«

»Die hatten einen Kälteeinsatz nach dem anderen. Ein Obdachloser ist bei der Scheißkälte sogar erfroren.«

»Was?«

»Das muss fast vor deiner Haustür gewesen sein.«

»Und wo genau?«

»An der Ecke. Dort, wo die Telefonzelle steht ...«

»Shit.«

Lenny wandte sich der Thermoskanne zu, schenkte sich einen Kaffee ein und wunderte sich nicht darüber, dass ich den Rest der Nacht wortkarg auf dem Beifahrersitz des Rettungswagens verbrachte.

Und ich war traurig, dass Herr Krause es einfach nicht geschafft hatte.

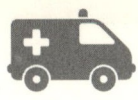

Retter »Zufall«

Es gibt Tage, an denen nur die anderen gewinnen und man selbst grundsätzlich verliert. Wenn man an solch einem Tag frei hat, ist das grundsätzlich kein Problem. Man kann einfach im Bett liegen bleiben, ausschlafen und den Tag abhaken. Man kann sich sozusagen dem Unglück entziehen. Es kann einem dann höchstens passieren, dass der Kaffee ausgegangen oder die Milch sauer geworden ist, wenn man frühstücken möchte. Wenn man aber arbeiten muss, sieht die Sache ganz anders aus.

Im Juni war so ein Tag. Warum ich an dem Morgen nicht einfach im Bett liegen geblieben bin, weiß ich nicht. Schon als mein nagelneuer Toaster durchbrannte, hätte ich stutzig werden müssen. Während ich meine Wohnung verließ und dabei den Hausschlüssel vergaß, dachte ich noch immer an nichts Böses. Mein Nachbar gab mir trotz der unfreundlichen Uhrzeit am frühen Morgen Starthilfe, da meine Batterie versagt hatte. Punkt sechs Uhr kam ich in der Wache an – gerade noch rechtzeitig. Lenny witzelte, denn normalerweise ist er derjenige, der immer zu knapp ankommt.

Die Außenwache liegt direkt an einer Autobahn, auf welcher Verkehrsunfälle normalerweise an der Tagesordnung sind. Die schweren Unfälle haben etwas nachgelassen, seitdem die Autobahn von einer Baustelle mit Fahrstreifenbegrenzung und einem Geschwindigkeitslimit von 60 Kilometern pro Stunde dekoriert ist. Vom Hof der Wache aus blickt man auf eine leuchtend blaue Tankstelle gegenüber. Sie bietet die Möglichkeit, sich 24 Stunden pro Tag mit ungesundem Futter zu versorgen. Für einige meiner Kollegen fatal – sie haben dank dieser unversiegbaren Futterquelle die kritische Body-Mass-Index-Grenze von 35 schon längst überschritten.

Im Laufe des Vormittags wich die Morgenröte der Sonne, die strahlte, als ob sie ihr ganzes Licht auf einmal ausgeben wollte. Es war jetzt zehn Uhr.

Zu genau dieser Zeit stand Ärger auf dem Hof der Völkners an. Einige Orte von unserer Wache entfernt besaß die Familie ein Gut mit einem Gestüt. Großvater Völkner machte sich auf den Weg zu seinen Lieblingen, den Pferden. Es kam von Zeit zu Zeit vor, dass irgendjemand das Gatter der Pferdekoppeln offen stehen ließ. Pferde sind zwar nicht auffallend schlau, aber auch nicht so dumm, eine Chance wie diese ungenutzt zu lassen. Die Herde entschloss sich dann immer zu einem ländlichen Ausflug in die Freiheit. Seit Jahren war es stets Großvater Völkner, der die Pferde dann wieder einfing. Er war schwer herzkrank und nahm mehr Medikamente am Tag, als sich Schokolinsen in einer Packung Smarties befinden. Schon Tausende Male hatte seine Tochter ihm gepredigt, er solle sich nicht immer so aufregen, da ihm das so aufs Herz schlage. Großvater Völkner kannte die Meinung des Arztes genau, aber er hatte noch nie auch nur einen Cent darauf gegeben. Der dürre alte Mann wusste alles besser und schimpfte auch diesmal auf den Mistkerl, der das Gatter offen gelassen hatte. Dann machte er sich auf die Jagd nach seinen Lieblingen. Als er eine Stunde später immer noch nicht zurück war, machten sich die Tochter und der Schwiegersohn auf die Suche.

»1/83/1, fahren Sie: Neumünster, Kapellenweg Nummer 15 bei Petermann – ein Sturz aus dem Bett.«

Ich wiederholte den Einsatz. Während Lenny den Straßennamen in das Navi eingab, setzte ich den Rettungswagen in Bewegung. Für uns war dies ein Standardeinsatz: ankommen, Patienten befragen, untersuchen, Halskrause anlegen, Wunden verbinden. Hat der Patient etwas gebrochen, wird das geschient. Für Verletzungen an der Wirbelsäule stehen uns eine starre Schaufeltrage aus Aluminium und eine Vakuummatratze zur Verfügung. Letztere enthält etliche tausend winzige Kügelchen. Wenn wir die Luft daraus absaugen, entsteht eine perfekt an den Patientenkörper angepasste Transportmöglichkeit. Anschließend ab in die chirurgische Abteilung der nächstgelegenen Klinik. Und nach einer Stunde sind wir in so einem Fall meist zurück in der Wache, sitzen auf der Couch und trinken Kaffee – normalerweise.

Der Anfahrtsweg war diesmal lang. Der Zielort lag 25 Kilometer von unserer Wache entfernt. Wir fuhren also übers Land und erfreuten uns an dem guten Wetter, den saftigen Gräsern und dem ganzen Getier, das auf den Wiesen so herumstand. Nach der Hälfte des Anfahrtsweges bogen wir in der Ortsmitte von Markstein ab und blickten auf eine schnurgerade Landstraße. Linker Hand begann das Gut der Familie Völkner.

Es ist ein komisches Gefühl, wenn sich das Zeitkontinuum ändert. Die Zeit bleibt plötzlich stehen oder läuft langsamer ab als vorher. Farben und Atmosphäre verdichten sich, es wird kälter oder wärmer. Das kommt vermutlich daher, dass sich das eigene Gehirn in kurzer Zeit auf eine völlig neue Situation und Umgebung einstellen muss. Statt dem erwarteten Wohnzimmer gab es für uns nämlich zunächst einen Grasstreifen an der Straße. Und anstatt eines Sturzes aus dem Bett die Reanimation auf heißem Asphalt.

Auf der Wiese vor dem Gut liefen Menschen durcheinander. Es waren die Völkners. Sie schrien und winkten uns zu, nachdem sie uns bemerkt hatten. Es war, als hätte uns der Himmel genau hier abgesetzt. Hinter den Völkners hatte sich die Pferdegemeinschaft in der Herde zusammengetan. 20 muskulöse Tiere bewegten sich wie zusammengekettet in gestrecktem Galopp über die Wiese genau auf uns zu. Nur um im richtigen Moment abzudrehen und das Spiel zu wiederholen.

Die Tochter schrie um Hilfe, denn sie hatte den alten Mann kurz zuvor gefunden.

»Ach du Scheiße, da liegt einer«, sagte Lenny und deutete auf den rechten Straßenrand, »halt an!«

Ich konnte einen Hut und eine blaue Latzhose erkennen. Großvater Völkner lag neben der Straße, das Gesicht in den Rasen gedrückt. Zehn bis zwölf Sekunden nach Einsetzen des Kammerflimmerns hatten wohl Schwindel und eine kurze Atemnot bei ihm eingesetzt. Dann war sein Bewusstsein erloschen. Kammerflimmern stellt einen funktionellen Herzstillstand dar, bei dem die Herzmuskelzellen unkoordiniert arbeiten. Da dann kein Blut mehr durch den Organismus gepumpt wird, kommt es zur Bewusstlosigkeit. Die Arme lagen seitlich am Körper, offenbar hatte Großvater Völkner keine Zeit mehr gehabt, sich während des Fallens abzustützen.

Ich hielt an. Lenny sprang aus dem Rettungswagen, checkte die Situation und drehte Großvater Völkner auf den Rücken. Puls? Atmung? Nichts da. »Reanimation!«, rief er mir zu, zückte die Kleiderschere und durchtrennte Latzhose und Hemd. Großvater Völkner lag nun mit nacktem Oberkörper da. Die Haut sah aus wie die hellgraue schmutzige Asphaltfläche einer Straße. Die Lippen erinnerten an eine fleischige Blutorange, die seit zehn Tagen geöffnet in der Sonne lag.

Ab und zu gilt es, Flexibilität zu beweisen und umzudenken. Dass wir unterwegs auf einen viel schlimmeren Notfall treffen würden, hatte niemand von uns wissen können. Nun musste der ursprüngliche Einsatz auf jeden Fall von irgendjemand anderem bedient werden. Daher meldete ich mich bei der Einsatzstelle.

»Leitstelle vom RTW I/83/I.«

»Sprechen Sie, 1/83/1.« Eine weibliche Stimme.

»Eigenfeststellung. Markstein in Richtung Pleef – Reanimation auf der Straße. Wir können den anderen Notfalleinsatz nicht anfahren.«

»1/83/1 – verstanden.« Kurzes Zögern. »Benötigen Sie dafür einen Notarzt?«

Jeder, der sich ein wenig mit deutscher Gesetzgebung befasst hat – und bei einem Leitstellenmitarbeiter sollte das der Fall sein –, würde diese Frage entbehrlich finden. Denn eine akute Lebensgefahr zwingt eine Leitstelle dazu, einen Notarzt an die Einsatzstelle zu senden. Hier gibt es keinerlei Wahlmöglichkeit. Kurzzeitig hatte ich auf der Zunge liegen, dass der Notarzt natürlich überflüssig wäre. Aber ich hatte Angst, dass die Disponentin die Ironie nicht verstehen und uns dann tatsächlich keinen Notarzt schicken würde. Meine Antwort war deshalb ein knappes Ja.

Lenny beatmete, ich führte die Herzdruckmassage durch. Die Intubation – Routine. Den Tubus fix durch die Stimmritzen geschoben und in der Luftröhre platziert – die Beatmung war gesichert. Durch Gabe von Adrenalin in die Vene versuchten wir, das Herz anzutreiben. Mit Erfolg, der EKG-Monitor zeigte kurze Zeit später ein Herzkammerflimmern. Ich griff mir die Paddels, drückte zum Hochladen den gummierten Knopf am Defibrillator.

»Vorsicht, Defibrillation. Weg vom Patienten!«, warnte ich Lenny und alle umstehenden Menschen. Der Stromstoß kann einen Menschen mit Kammerflimmern zwar retten, aber er kann jemanden mit einem normalen Herzrhythmus auch töten. Deshalb darf niemand den Patienten während der Defibrillation berühren. Das hätte sonst schlimmere Folgen, als wenn man in eine Steckdose fassen würde.

Die »Schock«-Taste feuerte 200 Joule lebensrettende Energie durch Großvater Völkners Körper, dessen Muskulatur beim Schock zusammenzuckte.

Im Einsatz rede ich normalerweise mit Lenny nicht viel. Wir sind ein perfekt eingespieltes Team. Jeder von uns kennt seine Aufgabe und weiß, was zu tun ist. Auch diesmal liefen alle Handgriffe zügig und stressfrei ab, während die Tochter neben uns stand und weinte.

Plötzlich hielt eine orangefarbene Betonmischmaschine hinter unserem Rettungswagen. Der Fahrer war ein circa 60-jähriges Pummelchen in Baustellenkleidung. Der Mann verließ sein Fahrzeug, schmiss die Fahrertür zu und kam zügig auf uns zu. Als er sein Gefährt passiert hatte, merkte er, dass er die Handbremse nicht angezogen hatte. Zwölf Tonnen setzten sich daher langsam in Bewegung. Die Reaktion des Mannes war schneller, als dessen Körper es koordinieren konnte. Sein Oberkörper drehte sich im Vorwärtslaufen. Der linke Unterschenkel fädelte hinter dem rechten ein. Geschätzte 120 Kilogramm Körpermasse klatschten daraufhin vorwärts auf den Asphalt, was sich wie eine schallende Backpfeife anhörte. Einen kurzen Moment lang sah es aus, als würde der Mann von seinem eigenen Lkw überrollt werden.

In Zeitlupe steuerte der Lkw führerlos auf das Heck unseres Rettungswagens zu, als könnte ihn nichts aufhalten. Während ich den Patienten wiederbelebte, erlebte ich die Kollision einer Mücke und eines Elefanten. Unsere Mücke stellte kein großes Hindernis für den Elefanten dar – der Lkw tauchte in das Heck unseres Rettungswagens ein und schob diesen gemächlich vor sich her. Offenbar hatte ich die Handbremse nicht fest genug angezogen.

»Du entschuldigst mich kurz?«, meinte ich grinsend zu Lenny und sprintete zum Rettungswagen, bevor dieser vom Betonmischer in den nächsten Ort geschoben werden konnte. Türe auf, hineingesprungen, Handbremse bis zum Anschlag hochgerissen. Beide Gefährte kamen mit einem Ruck zum Stehen. Zehn Sekunden später kniete ich wieder am Kopfende von Großvater Völkner, den Beatmungsbeutel in den Händen. Der dicke Fahrer des Betonmischers hatte bei seinem Sturz Glück gehabt und lediglich Schürfwunden davongetragen. Er hatte übrigens gedacht, dass wir ein wenig Hilfe gebrauchen könnten. Und in der Eile hatte er dann das kleine Detail »Handbremse« vergessen. Aber egal, eine verbeulte Hecktür zahlt ja die Versicherung.

Die dritte Defibrillation zeigte endlich Erfolg. Die Wiederbelebung endete schließlich gut für Großvater Völkner, dessen Zeit wohl doch noch nicht abgelaufen war. Bei einer Herzkatheteruntersuchung stellte man fest, dass Großvater Völkner durch starke Ablagerungen an den Arterienwänden seiner Herzkranzgefäße einen Herzinfarkt erlitten hatte. Der Infarkt hatte zum Herzkammerflimmern und somit zum Kreislaufstillstand geführt. Ohne Wiederbelebungsmaßnahmen wäre zuerst das Gehirn abgestorben. Und hier ist auch der Haken: Wenn ein Kreislaufstillstand beispielsweise zehn Minuten andauert, könnte das Herz durchaus noch zum Schlagen gebracht werden. Dem Gehirn des Patienten bleiben hingegen nur ungefähr vier Minuten. Sind diese überschritten, entstehen immense Schäden, und es ist fraglich, ob der Patient je wieder in ein bewusstes Leben zurückkehren kann. Großvater Völkner blieb das erspart. Er hatte seinen Infarkt überlebt und hatte Glück, dass wir unmittelbar nach Eintreten seines Herzstillstandes zufällig vorbeigekommen waren. Eine Woche nach dem Ereignis konnte der alte Mann das Krankenhaus wieder voller Lebensfreude verlassen.

Obwohl ich auf den schrägen Morgen geflucht hatte, hatte sich das frühe Aufstehen gelohnt. Gut, dass ich an dem Morgen nicht im Bett geblieben war.

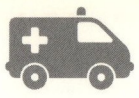

Titty-Twister

Nüchtern betrachtet, besteht der Job eines Rettungsassistenten in der Regel zu 80 Prozent aus Krankentransporten und lediglich zu 20 Prozent aus Notfall- und Notarzteinsätzen. Dabei ist bereits eingerechnet, dass sich ein Großteil der Notfalleinsätze als Krankentransport herausstellt, da sich die Sachlage im Nachhinein als doch nicht so dramatisch erweist wie angenommen. Und ab und an ist auch einfach kein passendes Fahrzeug verfügbar – dann muss eben der Rettungswagen dafür herhalten.

Krankentransporte gehören organisatorisch zu den oberhalb von Taxifahrten angesiedelten Einsatzarten. Sie bedeuten, dass Patient X während des Transportes unmittelbare medizinische Betreuung benötigt. Beispielsweise erhält der Erkrankte während der Fahrt Blutzucker- und Blutdruckmessungen oder Sauerstoff. Bei mindestens zwei Dritteln der Krankentransporte braucht der Patient aber überhaupt nichts außer einer Fahrgelegenheit nach irgendwohin. Theoretisch würde eine Krankenkasse auch Taxifahrten zahlen. Da das Genehmigungsverfahren aber unangenehmer ist und dem beauftragenden Herrn Dr. med. Y die Abrechnungsmodalitäten mit den Taxiunternehmen zu blöd sind, ruft er einfach uns. Weshalb denn auch den ganzen Kram ausfüllen? Wir sind schließlich schnell da, transportieren fast immer und hinterfragen viel zu wenig. Häufig fehlt eine Ein- oder Überweisung oder der Transportschein. Letzterer stellt aber die Fahrkarte für einen Transport mittels eines Kranken- oder Rettungswagens dar. Meistens fehlt sogar alles zusammen. Selten finden wir überhaupt irgendwelche

Informationen vor. Aber welchen Nutzen hätte auch kryptisches Ärztegekritzel auf einem Stück Klopapier?

Wenn die Transportfrage geklärt ist, kommen wir zu dem Punkt, wie schnell das Fahrzeug kommen soll. Egal, ob Hausarzt, ein Angehöriger oder sonst wer – alle vertreten den gleichen Standpunkt: Zwei Stunden kann ein Patient mit Grippe auf gar keinen Fall warten. Die finale Waffe daher: Der Krankentransport wird zum Notfalleinsatz erklärt.

Gelegentlich begegnen wir tatsächlich kranken Menschen. Oft aber auch Menschen, die sich irgendwelche Krankheiten einbilden. Noch häufiger treffen wir auf neurotische Angehörige, die Teile ihrer Verwandtschaft gerne im Krankenhaus sehen würden. Vor allem ist dies vor Feiertagen wie Weihnachten oder Pfingsten eine außerordentlich willkommene Abwechslung für die Angehörigen. Im Krankenhaus gibt es schließlich eine praktische Rundumversorgung mit Urinkellner- und Zimmerservice für den lästigen, am Feiertag störenden Pflegefall.

Für den Erfolg dieses Plans ist ein bestimmtes Kriterium entscheidend – der richtige Zeitpunkt der Einweisung. Nein, tagsüber schiebt man selbstverständlich keine Patienten in ein Krankenhaus ab. Auch nicht vormittags. Denn da besteht grundsätzlich die Gefahr, dass der Patient nach zwei Stunden zurück in die Obhut der Angehörigen entlassen wird. Und zwar geschieht dies, nachdem er nach allen Regeln der ärztlichen Kunst durch die Mangel gedreht wurde und der Arzt nur eines festgestellt hat: nichts. Der perfekte Zeitpunkt für dieses perfide Unterfangen ist halb drei Uhr morgens. Dann, wenn alles schläft und kein Arzt der Welt einen neuen Rekord in Sachen Schnelligkeit aufstellen möchte, wenn es der Patient nicht zwingend benötigt. Und so war es auch in der Nacht auf den siebten Dezember.

Das Telefon, das eine Standleitung zur Leitstelle bereitstellte, holte Lenny und mich aus dem Traumland in die Realität zurück. Auf der anderen Seite: ein gewohnt ahnungsloser Disponent mit einem Spezialauftrag. Eine Patientin war angeblich unklar erkrankt. Heutzutage sind die Disponenten aus irgendeinem Grund nicht mehr gewillt, differenzierte Meldebilder an uns Retter abzuliefern. »Die Angehörigen wünschen einen Krankenwagen«, hieß es noch. Auf meine Frage an den Disponenten, weshalb denn kein ärztlicher Bereitschaftsdienst hingeschickt worden sei, kam als Antwort: »Weil wir das so entschieden haben.« Die Entscheidungsfreudigkeit einiger Disponenten endet öfter im Nirwana, als der Central Park Tower in Tokio Schrauben verbaut hat. Glauben Sie mir: Auf 167 Meter Höhe und 46 Stockwerken kann man eine Menge davon unterbringen. Die Notrufleitung – Ihr klassisches Wunschkonzert. 112 – wir sind für jeden Spaß zu haben.

Um 2.45 Uhr rollten wir vor das Ziel und schalteten das von der Leitstelle gewünschte Blaulicht ab. Die Patientin war eine 80-jährige rüstige Rentnerin, der unser Einsatz gehörig gegen den Strich zu gehen schien.

»Das ist meine Mutter. Vorhin war ihr schlecht.« Wie eine englische Adelige sah uns die Tochter über den Rand ihrer goldenen Brille an. Die Haare streng im Dutt, die Arme verschränkt. Die Mundwinkel nach unten gezogen. Um diese Uhrzeit war mir allerdings ebenfalls nicht nach Lächeln zumute.

»Einmal oder mehrfach?« Ich packte das Stethoskop und untersuchte die alte Dame.

»Nur einmal. Außerdem schmerzt ihre Arthrose.«

Ein EKG wie das einer 20-Jährigen. Die Lunge frei von Geräuschen, Puls regelmäßig. Darmgeräusche wohlklingend. Aussehen: genervt, sonst unauffällig. Weniger Vorerkrankungen als der durchschnittliche Mitarbeiter im Rettungsdienst. Und jetzt?

»Haben Sie es denn schon beim Hausarzt Ihrer Mutter oder dem ärztlichen Bereitschaftsdienst versucht?« Ich blickte zu Lenny, der den Telefonhörer bereits in der Hand hielt, um den Hausarzt zu informieren.

»Nein, meine Mutter muss ins Krankenhaus. Morgen ist doch Feiertag.« Und am Feiertag wollte die Tochter anscheind ihre Ruhe haben. »Ein Feiertag ist doch kein Grund, jemanden in ein Krankenhaus zu fahren«, war meine Reaktion. Die Oma lächelte und verstand vermutlich überhaupt nicht, worum es in diesem Moment ging. »Stellen Sie sich doch mal vor: Ein Transport ist für Ihre Mutter total unangenehm.« Für uns übrigens auch. »Wir würden sie ins Krankenhaus bringen, sie würde dort untersucht.« Der Arzt würde aber nichts finden, wäre sauer auf uns und würde unsere Kompetenz infrage stellen. »Man wird vermutlich nichts finden. Ihre Mutter nimmt ein Medikament, das nächtliche Übelkeit hervorrufen kann. Ihr Hausarzt könnte ihr ein Mittel gegen diese Übelkeit geben«, fuhr ich fort. »Und wir könnten uns endlich wieder zurück ins Bett legen«, dachte ich.

Die Tochter legte die Stirn in Falten. Der Plan, die Mutter für ein paar erholsame Tage abzuschieben, drohte zu scheitern. Lenny befand sich bereits im Gespräch mit dem Bereitschaftsdienst. In der nächsten Viertelstunde erwarteten wir den Arzt. Eine Viertelstunde kann ganz schön lang werden, wenn man bereits alles Nötige getan und untersucht hat – besonders zu solch einer frühen Stunde. Lenny trat auf der Stelle. Durch den Schichtdienst der letzten zwei Wochen war er müde und ungeduldig wie ein kleines Kind. Irgendwann stellte er sich genau vor die Patientin und musterte sie. Ihr Bauch hatte es ihm dabei offenbar besonders angetan. Er trat schließlich auf die alte Dame zu und piekte ohne Ankündigung mit ausgestrecktem Zeigefinger in den Hügel, der wie ein Artefakt in der Bauchmitte zur Erkundung einlud. Er war weich. »Was ist denn das da?« Eine unangenehme Stille breitete sich im Raum aus. Die alte Dame blickte nun nicht mehr genervt, sondern verzückt zu Lenny, die Tochter stand mit aufgerissenen Augen da und wirkte wie ein Vulkan kurz vor dem Ausbruch. Bei der 80-jährigen Dame hatte die Zeit eben ihre Spuren hinterlassen. Kein frischer Teint mehr. Und natürlich hätte sie die physikalischen Gesetze durch einen perfekt sitzenden BH überlisten können, doch den besaß sie offensichtlich nicht. Und wo keinerlei Spannung mehr vorhanden ist, da fällt eben alles nach den Regeln der Erdanziehungskraft. Ich wagte es nicht, mich zu bewegen, und auch meine Müdigkeit war wie weggefegt. Meine Augen wanderten langsam zur Tochter, und ich wartete gespannt auf ihre Reaktion.

»Nun ... das da ist eine weibliche Brust.«

Ihre Antwort schlug in die entstandene Stille ein wie ein Hammer beim Hau-den-Lukas. Lennys Kopf glich nun einem Feuerwehrauto, dem nur das Blaulicht fehlte. Doch anstatt jetzt einfach nichts mehr dazu zu sagen und den Fuß aus dem Fettnapf herauszuziehen, manövrierte Lenny sich noch tiefer hinein. Die Bemerkung, er habe während der Untersuchung ursprünglich an einen Krebstumor oder so etwas Ähnliches gedacht, trug nicht gerade zur Entspannung der Lage bei.

Nach weiteren fünf Minuten schweigsamen und peinlich berührten Wartens klingelte es an der Haustür. Endlich. Der ärztliche Bereitschaftsdienst war ebenfalls der Meinung, die Patientin solle über die Feiertage besser zu Hause bleiben. Also fuhren wir wieder zurück zur Wache und konnten endlich zurück in unsere Betten. Und Lenny hatte sich einen neuen Spitznamen erworben. Er war nun der Titty-Twister.

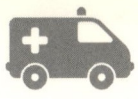

Der Aussteiger

Thomas hatte viele dieser leuchtend gelben Zettel geschrieben und sie anschließend in der ganzen Wohnung verteilt. Außer ihm war derzeit niemand zu Hause. Er hatte nicht aufgeräumt und sich auch sonst keinerlei Gedanken über seine Mutter gemacht. Auch nicht darüber, wie sie sich wohl danach fühlen würde. Und schon gar nicht über seinen Vater, der schon längst abgehauen war. Thomas war sich sicher, dass seine Mutter erst am späten Abend heimkommen würde. Als die hässliche grüne Uhr mit dem roten Kuckuck im Wohnzimmer an diesem sonnigen Nachmittag 16 Uhr schlug, schritt er zur Tat.

Thomas hatte einige Wochen zuvor seine Lehrstelle verloren, weil in der Lackiererei Personal abgebaut werden musste. Der Job wäre perfekt für Thomas gewesen, der nach seiner Entlassung schlimme Zeiten auf sich zukommen sah. Zwar war er erst 19 Jahre alt, aber er wähnte sich vor dem Nichts und ohne Chance, jemals wieder mehr erreichen zu können. Einer seiner Hausärzte hatte vor Monaten eine latente Depression diagnostiziert, aber Thomas glaubte, es besser zu wissen. Er meinte, sich nur überarbeitet zu haben. Seine Medikamente gegen die Depression hatte er daher nie genommen.

Er war ein begeisterter Grillfan. Beim Grillen konnte er so schön entspannen und abschalten. Konnte sich fallen lassen und dem Alltagstrott und den ganzen Problemen entkommen, die das Leben mit sich brachte. An diesem Tag hatte er seinen nagelneuen Grill ausgepackt, den ihm seine Mutter erst einige Wochen zuvor zum 19. Geburtstag geschenkt hatte. An diesem Tag war eine gute Gelegenheit, um das Ding einzuweihen.

Sein fensterloses Zimmer lag im Souterrain der Erdgeschosswohnung, in deren Wohnzimmer eine schmale Wendeltreppe mit gusseisernem Geländer nach unten führte. Er hatte den Grill in seinem Zimmer aufgebaut und die Kohle angezündet. Das entstehende Kohlenmonoxid würde langsam anfangen zu wirken und ihm das Bewusstsein rauben, bis dann schließlich der Tod durch Ersticken eintreten würde. Der Grill kokelte vor sich hin, und das CO zeigte allmählich Wirkung, es machte Thomas gleichgültig, ja sogar etwas euphorisch. Dann nahm die Müdigkeit überhand, und er dämmerte langsam ein.

Thomas hatte jedoch nicht mit seiner Mutter gerechnet. Sie kam bereits um kurz nach 17 Uhr aus der Arbeit, da sie sich außerplanmäßig noch mit einer Freundin treffen wollte. Als sie über den hinteren Teil der Wohnung durch den Garten an die Terrassentür kam, entdeckte sie den gelben Zettel, der genau auf Augenhöhe klebte: »Vorsicht: Kohlenmonoxid! Lebensgefahr!«.

Wegen des sommerlichen Wetters war Fußball in der Wache angesagt. Das fröhliche Gekicke im Hof sorgte immer für einige Lacher im Kollegenkreis, da hier auch die Kollegen mitspielten, deren unglückliche Bewegungsmuster in Kombination mit ihrem eher massigen Äußeren an abstrakte Tanzfiguren aus dem Technobereich erinnerten. Stellen Sie sich Rainer Calmund beim Tanzen vor und wie dessen lässig-barocke Hüfte einen Tango schaukelt.

Mein Wachleiter, dessen Fensterfront in den Hof mündete, fand das Gekicke meist weniger lustig. Als ich am anderen Ende des Hofs die Lederkugel mit all meiner Kraft trat, flog der Fußball einen Bogen und verfehlte Lenny deutlich. Begleitet vom Dröhnen einer vibrierenden Fensterscheibe, knallte die Kugel wie eine Granate gegen das Fenster, hinter dem mein Wachleiter saß und dem Geschoss den Rücken zudrehte. Oh, oh.

Seine Reaktion erinnerte mich an schockierte Fußgänger im Straßenverkehr. Manchmal standen Passanten an der Ampel, drehten uns den Rücken zu und bemerkten uns erst, wenn wir kurz vor Erreichen der Ampel das Martinshorn anschalten. 120 Dezibel aus kurzer Distanz – da bleibt kein Höschen trocken. Das Höschen des Wachleiters in diesem Fall vermutlich auch nicht.

Die Kaffeetasse des Wachleiters ploppte ihm aus der Hand und knallte auf den Laminatboden. Die schwarze Brühe spritzte aus der Tasse und lief in jede Fuge. Das Wachleiterhemd war natürlich ruiniert. Die vor Zornesröte leuchtende Birne hätte bei Dunkelheit das Müngersdorfer Fußballstadion erhellen können. Blutdruck: vermutlich 290 zu 150. Die Stimmung wurde leider auch nicht besser, als Lenny ihm einen »Valiumleckstein« zur Beruhigung anbot. Wenn man in dieses Gesicht sah, hatte man nur einen Gedanken: schnell weg!

Der Einsatz hätte also nicht passender kommen können. Nachdem wir von der Leitstelle alarmiert worden waren, verließen wir schnellstmöglich die Garage, dabei drangen noch Wortfetzen wie »unmöglich«, »Sauerei« und »sollen bloß verschwinden« an mein Ohr.

»Suizidversuch durch Kohlenmonoxid« war die Einsatzmeldung. Auch für uns Retter bedeutete dies eine große gesundheitliche Gefahr. Kohlenmonoxid entsteht, wenn Materialien ungenügend verbrennen. Das farb- und geruchlose Atemgift verdrängt die Sauerstoffmoleküle von den roten Blutkörperchen und führt bei entsprechend hoher Konzentration zum Tod durch Ersticken, da der Körper nicht mehr mit Sauerstoff versorgt werden kann. Vorher wird das Opfer bewusstlos. Die Methode, durch Kohlenmonoxid zu sterben, hat in den letzten Jahren an Popularität gewonnen, da es sich hierbei um eine relativ sanfte Sterbemethode handelt. Der Lebensmüde schläft nämlich schmerzfrei ein.

Doch für uns bedeutet das ein großes Problem: Wenn ein Raum nämlich mit Kohlenmonoxid geflutet ist, bildet das Atemgift dort einen Kohlenmonoxidsee, und es genügen bereits wenige Atemzüge, um ebenfalls bewusstlos zu werden. Das bedeutet also akute Lebensgefahr für Helfer und Rettungskräfte, die mit so einer Szenerie konfrontiert werden.

Lenny und ich eilten durch den Garten in das Wohnzimmer und sahen überall gelbe Zettel mit immer derselben Aufschrift. Die Mutter rang vergeblich um Fassung und schrie, dass wir ihren Thomas aus seinem Zimmer herausholen sollten, da er sonst sterben würde. Damit hatte sie natürlich völlig recht.

Weinkrämpfe schüttelten die Mutter, die sich am Geländer festhielt und nach unten sah. In der Ferne ertönten die Martinshörner der Feuerwehr.

»Scheiße. Da unten liegt einer«, sagte ich zu Lenny, der an der geöffneten Terrassentür stehen geblieben war, »ist das CO-Messgerät unterwegs?«

»Ja. Wir kriegen ihn so nicht hoch. Feuerwehr mit Atemschutz ist auch unterwegs.«

»Ich hoffe, die Zeit reicht.«

»Holt ihn doch da raus! Er stirbt«, schrie die Mutter.

»Ihr könnt doch kurz runter. Nur ganz kurz und dabei die Luft anhalten. Das muss gehen!«, mischte sich ein Nachbar ein.

»Niemand betritt den Keller«, hielt ich dagegen und stellte mich in den Treppenabgang.

»Aber er stirbt«, kreischte die Mutter.

»Wer hier runtergeht, ist in Lebensgefahr!«, fuhr ich fort. Der Nachbar schüttelte den Kopf. Thomas lag auf dem Bauch am Fuß der Wendeltreppe. So, als ob er es sich im letzten Moment doch noch anders überlegt hätte. Ich stand oben am Geländer und blickte immer wieder hinunter, ohne irgendwelche Lebenszeichen bei Thomas erkennen zu können. Der Weg war so kurz, und doch konnte ich nichts tun. Ganz kurz erwog ich, einfach nach unten zu gehen, Thomas zu schultern und ihn nach oben zu bringen. Dämlich. Selbstgefährdende Gedanken. Doch mein Verstand siegte – ich ließ es bleiben. Eigentlich hätten wir die Wohnung überhaupt nicht betreten dürfen. Kohlenmonoxid steigt in der Luft zwar äußerst langsam nach oben, doch wussten wir nicht, wie lange Thomas schon unten lag. Die geöffneten Türen und Fenster sorgten jedoch für ausreichenden Durchzug.

Wir hatten bereits alles vorbereitet. Das Tragetuch aus Plastik lag im Wohnzimmer. Der Absauger und ein Beatmungsbeutel standen parat, und die Voranmeldung in der Druckkammer war von der Leitstelle erledigt worden. Die sogenannte Überdruckbeatmung mit hundertprozentigem Sauerstoff hilft dabei, das Kohlenmonoxid wieder vom Hämoglobin zu verdrängen. Auch hier kam es entscheidend auf den Faktor Zeit an.

Jetzt betraten mehrere Feuerwehrleute das Zimmer, sie hatten die Atemschutzmontur angelegt und waren bereit für weitere Instruktionen. Ich teilte dem ersten Feuerwehrmann mit, dass der Typ da unten schnellstens nach oben gebracht werden musste. Der Feuerwehrmann zögerte nicht lange, schnappte sich seinen Kollegen und stürmte die Wendeltreppe nach unten. Der Raumluftdetektor der Feuerwehr zeigte eine lebensgefährliche Konzentration des Giftes im Souterrain an.

Zu den geschätzten 50 Kilogramm Einsatzkleidung, Sauerstoffflaschen und diversen Geräten kam jetzt für die Feuerwehrmänner noch das Gewicht von Thomas dazu. Ich allein hätte es nicht geschafft, ihn hochzuschleppen. Denn mit knappen zwei Metern wies der gut durchtrainierte junge Mann immerhin fast 100 Kilogramm Körpergewicht auf. Die Feuerwehrmänner atmeten schwer und schnell. Mit den Sauerstoffflaschen stießen beide Männer immer wieder gegen das Geländer.

»Okay, hier aufs Tragetuch«, wies ich die beiden Männer an, denen der Schweiß aus allen Poren trat und die hochroten Köpfe hinabperlte. Thomas atmete flach und hatte eine schweinchenrosafarbene Gesichtsfarbe. So wie alle Menschen, die sich mit Kohlenmonoxid vergiftet haben.

Ich half ihm beim Atmen und beatmete ihn unterstützend mit reinem Sauerstoff. Das Pulsoximeter zeigte den trügerischen Sättigungswert von 98 Prozent an. Klar – das Messgerät konnte nicht zwischen mit Sauerstoff oder mit Kohlenmonoxid beladenen roten Blutkörperchen unterscheiden. Wir benötigten daher zusätzlich zur Raumluftmessung das Messgerät für Kohlenmonoxid im Blut. Kaum war dieser Gedanke ausgesprochen, betrat auch schon der zuständige Kollege das Wohnzimmer. In der Hand hielt er das kleine rote Kästchen mit der schwarzen Randgummierung. »CO«, stand in großen Lettern darauf. Das Display zeigte den unglaublichen Wert von 33 Prozent an. Normal ist nur ein sehr geringer Anteil an Kohlenmonoxid im Blut. Bei Rauchern kann die Konzentration schon mal auf sieben bis acht Prozent ansteigen. Ab zehn Prozent treten Symptome wie Kopfschmerzen und Übelkeit auf. Wenn der Wert im Display des CO-Messgerätes stimmte, war Thomas tatsächlich in akuter Lebensgefahr. Die mittlerweile eingetroffene Notärztin stimmte mir zu – der Mann musste intubiert werden.

»Ich mach die Intubation klar«, rief Lenny und eilte in Richtung Rettungswagen.

»Alles klar. Wir sind gleich so weit. Wollen schließlich pünktlich zum Feierabend wieder in der Wache sein«, sagte ich und drückte den Beatmungsbeutel aus. Die Mutter hatte mich zum Glück nicht gehört.

»Gib ihm das Eto und Midazolam«, meinte die junge Ärztin. Ich spritzte 30 und zehn Milligramm der beiden Stoffe in die Vene. Nach kurzer Zeit sollte der Mann eigentlich das Atmen komplett eingestellt haben, sodass wir es für ihn übernehmen konnten. Im Rettungsdienst kommt es aber leider ab und an einfach anders, als man denkt. Statt eines erwünschten Atemstillstands bekam der junge Mann einen Krampfanfall. Der ganze Körper fing an zu beben. Speichel ran das Gesicht hinab. Das Etomidat sollte Thomas eigentlich in einen narkoseähnlichen Zustand bringen. Es sollte Bewusstsein, Atmung und Reflexe ausschalten, aber offenbar wirkte es nicht.

»Gib ihm mehr«, befahl die Notärztin. Lenny gab nochmals zehn Milligramm und zusätzlich dieselbe Menge an Midazolam, das die durch das Etomidat entstehenden Zuckungen am ganzen Körper unterdrücken sollte. Wir warteten ab, aber der hässliche Zustand ließ einfach nicht nach. Vielleicht funktionierte eine Narkose mit dem milchigen Etomidat im Fall einer Vergiftung mit Kohlenmonoxid ja nicht? Thomas bekam insgesamt drei komplette Ampullen Etomidat – eine Menge, mit der man im Normalfall ein Rhinozeros schlafen legen könnte. Nun mussten noch Succinylcholin und Thiopental her. Die beiden Medikamente werden zusätzlich zum Kaliumchlorid für die amerikanische Giftspritze verwendet. Das Thiopental lässt den Menschen einschlafen. Succinyl lähmt die Muskulatur, sodass der Todgeweihte nicht mehr atmen kann. Das Kaliumchlorid erzeugt lebensbedrohliche

Herzrhythmusstörungen und stoppt schließlich das Herz – Ende.

Unser Patient wurde jedoch nicht exekutiert, sondern intubiert und beatmet. Und es klappte.

»Der Helikopter steht am Sportplatz bereit«, meinte Lenny, nachdem er durch das Fenster geblickt hatte.

Das war unser Stichwort. Ich gab das Zeichen, und Lenny setzte den Rettungswagen in Bewegung. Der Rest war Routine. Übergabe an den Notarzt des Rettungshubschraubers, Umlagern auf deren Trage. Hineinschieben in den Rumpf und das Gemaule des Piloten, weil ich gegen die Antenne am Heckrotor gestoßen war.

Dann war der Einsatz beendet, doch den pünktlichen Feierabend hatten wir nicht geschafft. Aber was soll's. Immerhin hatte der junge Mann den Selbstmordversuch überlebt. Knapp zwar, aber ohne Folgeschäden.

Jedes Mal, wenn in Zukunft wieder das fröhliche Gekicke in der Wache angesagt war, musste ich an diesen Einsatz denken. Auch daran, dass sich die Zeiten geändert haben, dass sich Menschen nicht mehr einfach erhängen oder die Pulsadern aufschneiden. Mittlerweile wird zu anderen Methoden gegriffen. Ersticken durch Kohlenmonoxid und Schwefelwasserstoff oder Vergiftungen mit Zyaniden sind »in«, schmerzfrei und schonend. Der Nachteil ist: Diese Methoden gefährden andere.

Mein Wachleiter drehte uns übrigens nie wieder den Rücken zu, wenn wir im Hof der Rettungswache auf die Lederkugel eindroschen. Auch seinen Kaffee trank er nur noch, wenn er uns und die Fensterfront im Blick hatte.

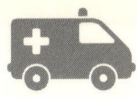

Morbus Kobold

Gelegentlich werden wir dazu überredet, Praktikanten mitzunehmen. Das will eigentlich keiner so wirklich, da dies für uns überwiegend mit Arbeit verbunden ist. Trotzdem versuchen wir in solchen Fällen, die Praktikanten durch die Vermittlung unseres mal mehr, mal weniger breit gefächerten Wissens auf den knallharten Ernst des Rettungsdienstlebens vorzubereiten. Und das Ganze nach Möglichkeit so, dass sie während ihrer späteren Tätigkeit weder sich selbst noch jemand anderen umbringen werden. Den Job eines Rettungsassistenten muss sich jeder Anwärter schließlich in Kleinstarbeit unter völliger Aufgabe des Privatlebens aneignen. Mit diesen Schülern verhält es sich so wie mit allen Menschen in einer Kennenlernphase. Es gibt Menschen, die wie das blühende Leben in die Wache schneien und einem auf Anhieb sympathisch sind. Wenn dann noch Transferleistung, Sozialkompetenz und Wissbegier stimmen, ist die Person perfekt. Wenn besagte »Praktikanten« über blondes Haar und blaue Augen sowie die Körpermaße 90-60-90 verfügen, sind sie für die Männerdomäne Rettungsdienst nahezu ideal. In diesem Fall sah die Sachlage jedoch anders aus.

»Wer fährt denn heute die Tagschicht?«, fragte eine Stimme, während sich ein Kopf durch die Tür schob. Dieser gehörte zu einem 20-jährigen Bürschlein mit Topffrisur, einer viel zu großen Dienstjacke und einer Menge Streusel im Gesicht.

»Ich bin Lenny, das hier ist mein Kollege Christian. Du hast heute wohl mit uns beiden das Vergnügen.«

»Ja, ich soll mich bei Ihnen melden. Ich mache hier meine Abschlusswoche zum Rettungssanitäter.«

»Bist du überhaupt schon 18?«, fragte ich.

Die Begeisterung stand Lenny und mir ganz sicher in unsere Visagen geschrieben. Das würde keine ruhige Schicht werden, in der man sich auch einmal abseilen konnte. Nichts war es mit Schlafen auf der Couch oder Rumhängen am Krankenhaus. Einen Praktikanten dabeizuhaben bedeutete vielmehr, den ganzen Tag irgendwelche für das tägliche Rettungsdienstleben meist sinnlose Erklärungen abzugeben. Nach 20 Minuten ging auch schon der Piepser.

»Paul, wir müssen fahren«, informierte ich den Praktikanten.

Der Einsatz an sich war unspektakulär. Ein junger Mann war zu Hause über einen Umzugskarton gestürzt und hatte sich die Hüfte geprellt. Wir brachten ihn ohne weitere Zwischenfälle ins Krankenhaus, wo er humpelnd und jammernd vor den Augen des Chirurgen in ein Bett wechselte. Lenny beauftragte Paul damit, die Übergabe an den Chirurgen zu erledigen.

»Was soll ich denn da sagen?«, holte er sich Anweisung von Lenny.

»Ganz einfach. Zuerst schilderst du ihm, was vorgefallen ist. Dann erwähnst du Vorerkrankungen und Medikamente, die der Typ einnimmt.«

»Die Prellung, die der Typ hat, nennt man übrigens *Morbus Kobold*. Den Chirurgen kenn ich, der steht auf wenig Gequatsche und Fachbegriffe ...«, warf ich ein.

»Danke für den Tipp«, antwortete Paul und machte sich auf den Weg, um die Trage mit dem jungen Patienten in die Nothilfe zu schieben.

Der Chirurg staunte nicht schlecht, als Paul ihm die Verdachtsdiagnose mitteilte.

»Morbus Kobold. Nicht so tragisch.«

»Kobold? Du bist auch so ein Kobold.«

Der Patient war etwas irritiert, drehte sich zum Chirurgen und blickte diesen mit verwunderten Glubschaugen an, die ihn tatsächlich fast aussehen ließen wie einen Kobold. Auch Paul stand ein Fragezeichen deutlich sichtbar auf die Stirn geschrieben. Der Chirurg ließ sich nicht erst lange bitten und wandte sich dem Patienten zu: »Ich übersetze mal: Der Sanitäter meinte gerade, Sie hätten Ihren Staubsauger gevögelt. Dabei hatte Ihr Glied eine vernichtende Begegnung mit dem Häcksler im Endrohr des Saugers der Marke Kobold.« Stille. »Und wie geht's ihm jetzt?«

»Wem?«

»Na, Ihrem Piepel«, antwortete der Chirurg mit spitzen Lippen und hochgezogenen Augenbrauen.

»Ich bin doch nur über diese blöden Umzugskartons geflogen und habe mir die Hüfte geprellt«, war die Patientenantwort, die der Chirurg nach dem Blick auf Lennys Notfallprotokoll natürlich schon kannte.

Der Chirurg feierte seinen Scherz später im Aufenthaltsraum der Schwestern, die Pauls medizinische Kapriole in der Folge im gesamten Haus zum Tagesthema machten. Dass uns keine Schwester für diese praktikantenverachtende Schandtat rügte, zeigte uns, dass Paul auch hier zu diesem Zeitpunkt noch kein wirklicher Sympathieträger war.

Paul war zu Recht verärgert und verzog sich mit einem Chirurgiebuch in der Hand murrend in den Rettungswagen.

Auch später in der Wache ließen wir nicht von unserem armen Praktikanten ab. So merkte er beispielsweise erst nach einer Stunde, dass es die Extrasystolen nicht als Päckchen im medizinischen Materiallager gab. Zur Information: Eine Extrasystole ist ein medizinischer Begriff für einen Herzschlag außerhalb des normalen Herzrhythmus. Nichts

also, das man verbrauchen oder gar wieder auffüllen könnte.

Den Witz mit der Blaulichtfarbe kannte Paul leider schon.
Dabei schickt man einen unwissenden Praktikanten zu einem Apotheker und trägt ihm auf, Farbe für die Blaulichter
eines Rettungswagens zu kaufen, da diese alle Jahre einen
neuen Anstrich benötigten. Der Apotheker ist natürlich In-
sider und schockiert den Praktikanten mit allerlei unmög-
lichen Fragen, bis dieser entnervt aufgibt. Stellen Sie sich
das Gesicht des Praktikanten vor, wenn er dann vor dem
Rettungsdienstleiter steht und diesem mitteilen muss, dass
die Blaulichtfarbe nicht zu bekommen war. Und dazu erst
das Gesicht des Rettungsdienstleiters ...

Als das Schichtende nahte, setzten sich Lenny und ich an
den Küchentisch, tranken Kaffee und resümierten den Tag.
Paul gesellte sich dazu und fragte uns: »Warum verarscht ihr
mich eigentlich andauernd?«

»Paul, schau mal: Jeder Praktikant wird so einer Art Probe
unterzogen. Das ist wirklich alles nur Spaß und nicht böse
gemeint.«

»Wieso nennt ihr mich eigentlich ständig Paul? Ich heiße
eigentlich Bernhard ...«

»Wir hätten dich natürlich nach deinem Namen fragen
können, das stimmt. Aber eigentlich wäre es deine Sache
gewesen, dich vorzustellen. Das hast du zu Beginn irgendwie
vergessen.«

»Tut mir leid.«

»Kein Problem, aber achte darauf, dass das nicht wieder
vorkommt. Du machst dir dein Leben hier in der Wache
sonst nur unnötig schwer.«

Vor einigen Jahren hatte sich das bei uns so eingebürgert.
Da sich immer mehr Neulinge mangels guter Erziehung einfach nicht vorstellten, kam irgendwann jemand auf die Idee,

Praktikanten einfach »Paul« zu nennen. Nein, es ist nicht so, wie Sie jetzt vielleicht denken. Weder Lenny noch ich hätten je auf eine so böse Idee kommen können. Das erledigte jemand anderes für uns.

Bernhard blieb nach Abschluss seines Lehrgangs für Rettungssanitäter übrigens bei uns, machte seine Ausbildung zum Rettungsassistenten und wurde einer unserer beliebtesten Kollegen. Manchmal kommt es einfach anders, als man erst denkt.

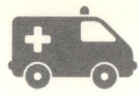

Die Ironie eines Schicksals

Lenny bog auf dem Weg zur Tankstelle in die Hauptstraße ein. Unsere Dieselvernichtungsmaschine brauchte Kraftfutter. Einen verdammten Euro und 52 Cent kostete der Liter Diesel derzeit.

»Wenn das so weitergeht, können wir bald mit der Kutsche zum Einsatz gurken«, schimpfte er und steuerte auf die rot-weiße Tanke mit dem Tiger auf dem Dach zu. »Dieses Pharisäerpack von der Ölindustrie …«

»Akzeptiere, was du nicht ändern kannst.«

»Blöder Spruch. Wenn ich mal richtig viel Geld habe, geht mir der Spritpreis kilometerweit am Gesäß vorbei«, sagte Lenny und zog seine Augenbrauen hoch.

»Und woher bekommen? Außer einem Banküberfall fällt mir bei dir nichts ein.«

»Was soll das heißen? Ich spekuliere …«

»… auf bessere Zeiten?«

»Quatsch. An der Börse.«

»Du glaubst also, dass es dir mit viel Geld besser gehen würde?«

»1/83/1?«, schaltete sich die Leitstelle dazwischen, bevor ich eine Antwort bekam.

»1/83/1 hört Sie.« Lenny griff nach dem Hörer.

»Fahren Sie: Von-Rucksteschell-Allee, Notfallpatient Wahlberg hat das Parkett geküsst.«

»Verstanden. Haben Sie auch noch eine Hausnummer?«

»Nein. Der Anrufer meinte, ihr könntet es nicht verfehlen. Es gibt dort nur ein Häuschen.«

Lenny hängte den Hörer auf die zerkratzte Plastikgabel. Ein Einsatz im teuersten Nobelviertel. Das Tanken hatte sich zunächst erledigt.

Beim Aussteigen blickten wir an Baumreihen einer wohlgepflegten Allee entlang. Das ganze Anwesen umfasste bestimmt vier Hektar Grund. Grauer Asphalt ging dann in Marmor über und schließlich landeten wir an einer großen, alten, dunkelbraunen Massivholzhaustür mit Intarsien und einer Klinke, die nicht so aussah, als stamme sie aus dem Baumarkt. Weiße Marmorsäulen stützten ein Glasdach über dem Eingangsbereich. Der Name »Wahlberg« stand in Goldschrift auf dem Marmorschild, das neben der Tür angebracht war.

»Hier ist es.« Ich zog den gusseisernen Haken, eine Glocke ertönte. Schritte näherten sich, und jemand sperrte von innen auf. Eigentlich hatte ich einen Butler im Anzug erwartet, der uns zum Besitzer dieses Marmorbunkers bringen würde. Oder zumindest eine Haushälterin im schwarzen Mini und mit Tablett in der Hand. Und ich rechnete mit einem älteren Hausherrn, der auf seinem glatt polierten Parkettboden ausgerutscht war.

Der junge Typ, der jetzt an der Tür vor uns stand, sah jedoch eher aus, als hätte man ihn gerade erst aus der Gosse gezogen. Haarzotteln hingen ihm vom Schädel, und das dürre Gesicht sah aus, als ob nur eine Schicht Pergament darübergespannt worden wäre. Bei diesem Typen in diesem Haus bekam der Begriff »Gegensätzlichkeit« eine ganz neue Dimension.

»Na endlich«, seufzte er, winkte uns hinein, drehte sich um und lief vor uns her.

Ein unsympathischer Zeitgenosse, war mein erster Gedanke.

Wir durchquerten das Eingangsfoyer, das doppelt so groß war wie meine Wohnung.

»Um wen geht es denn?«

»Um meinen Kumpel Markus. Ich glaube, dem geht's nicht so gut«, erwiderte der Typ vor uns und nahm eine Treppe, die nach unten führte.

Markus Wahlberg lag in seiner eigenen Kotze direkt neben dem Swimmingpool im weiß gefliesten Keller. Durch die Unterwasserbeleuchtung spiegelten sich die Wasserbewegungen an den Wänden und der Decke. Ein Arm hing im Wasser, der Mann schien zu wenig Sauerstoff zu bekommen, denn seine Lippen waren blau angelaufen.

»Was war hier los?«, fragte ich und begab mich neben den Patienten.

»Nix. Wir haben nur gefeiert. Er hat doch heute Geburtstag«, antwortete der Typ.

»Dann mal herzlichen Glückwunsch«, meinte Lenny, kniete sich neben den Rucksack und gab mir das Blutdruckmessgerät heraus.

»Alkohol?«

»Nur etwas ...«

»Wie viel?«, hakte ich eindringlich nach.

»Is' ja gut. Ein paar Flaschen Korn. Und 'nen Druck.«

»Einen was?«

»Er hat sich H gedrückt.«

Das erklärte die Lippenzyanose. Der Spinner hatte sich die Droge in die Vene gefixt. Das Heroin wird über Umwege zu Morphin abgebaut. Nach dem anfänglichen Kick im Hirn bietet der Stoff einen ziemlich unsympathischen Nebeneffekt: Durch die Wirkung auf die Opioidrezeptoren kommt es zum Herabsetzen der Empfindlichkeit des Atemzentrums. Der Drogensüchtige bekommt seinen lebensnotwendigen Atemantrieb erst bei einer wesentlich höheren

Kohlendioxidkonzentration der Umgebungsluft als der normale Mensch. Die Folge: Bei Überdosierung verlangsamt und verflacht sich die Atmung bis zum Atemstillstand. Der »goldene Schuss« ist also nichts weiter als das Aussetzen der Atmung und der damit verbundene Herzstillstand durch Sauerstoffmangel. Alkohol verstärkt diesen Effekt noch.

Die Kotze stank nach saurem Fisch, Wodka und Pfefferminzbonbons. Ich atmete nur durch den Mund ein und entdeckte die Spritze noch in einer Vene am Fußrücken. Der Fixer blutete am Hinterkopf. Offenbar war der Rand des Schwimmbeckens härter gewesen als sein Schädel.

Einen venösen Zugang bei einem Fixer zu legen ist ungefähr so einfach, wie in der Essener Straßenbahn im Berufsverkehr morgens um acht Uhr einen komfortablen Sitzplatz zu ergattern. Lenny hatte jedoch Glück und traf gleich beim ersten Versuch. Es klappte an einer Vene am Unterarm. Das Naloxon entfaltete seine Wirkung schlagartig und verdrängte das Heroin von den Opioidrezeptoren. Ich hielt etwas Abstand, denn ich erwartete nicht, dass der Junkie Markus Wahlberg das Ganze ebenso positiv sehen würde wie wir. Schließlich nahmen wir ihm gerade seinen Rausch weg. Er atmete einige Male tief ein und bewegte zuerst die Augenlider. Da Naloxon im Vergleich zum Heroin wesentlich schneller abgebaut wird, gaben wir mehrere Ampullen des Medikamentes zusätzlich in die Infusion.

Markus Wahlberg sah aus, als hätte er seine besten Zeiten bereits hinter sich. In seinem Ausweis, den wir in einer ledernen Brieftasche am Beckenrand gefunden hatten, las ich sein Alter: 31 Jahre. Ich konnte es nicht glauben. Eigentlich hatte ich ihn auf Ende 40 geschätzt. Er war dürr und hatte eine blassgelbe Hautfarbe wie Emmentaler. Die Augen lagen tief in den schattigen Höhlen und bewegten sich nur in Zeitlupe. Die Haut war eine Kraterlandschaft mit einer ganzen Menge von Einstichen und erinnerte mich an einen verbrauchten, ausgefransten Küchenschwamm. Vermutlich hasste er uns, denn wir hatten ihm seinen Schuss gründlich versaut. Und damit die Party.

»Haben Sie noch irgendwelche Vorerkrankungen, von denen wir wissen sollten?«, fragte ich ihn. Es verging sicher eine Minute bis zur Antwort.

»Ich habe Krebs. Es hat in der Lunge angefangen.«

»Drücken Sie deshalb?«

»Nein, ich drücke schon, seit ich 15 bin. Gestern hat mir mein Arzt gesagt, dass ich sterben werde. Lymphknotenbefall.«

»Scheiße.«

Wir hörten die Haustür ins Schloss fallen. Der abgefuckte Kumpel hatte das Weite gesucht.

»Toller Freund«, sagte Lenny, »geht einfach, ohne sich zu verabschieden.«

»Freund ist übertrieben. Der schnorrt nur das Dope.«

»Sie müssen ins Krankenhaus.«

»Was soll ich da? Ich sterbe. Heute sollte es eigentlich so weit sein ...«

»Sie wollten sich umbringen?«

»Ja.«

Lenny hatte den Raum verlassen, um den Notarzt und die Polizei nachzufordern. Markus Wahlberg musste behandelt und anschließend zwangseingewiesen werden. Er hatte jetzt keine Wahl mehr. Ich verstand dass Ganze auch als einen letzten Hilferuf. Schließlich hätte er sich den goldenen Schuss auch so setzen können, dass er dabei nicht Gefahr lief, gerettet zu werden — aber das hatte er nicht getan.

Mir fiel dazu nichts mehr ein. Außer dass Markus Wahlberg alles verspielt hatte. Ständig Partys, ständig Alkohol, Heroin, Koks und dazu der ganze Abschaum von der Straße.

Falsche Freunde, die sich nur an seine Kohle drangehängt und keinerlei Interesse an seiner Person hatten. Die viele Zeit, die er zum Beispiel für ein Studium hätte nutzen können, war ohne Resultat verstrichen. Er hatte wohl auch nie gelernt, für sich zu sorgen. Markus' Eltern hatten ihm alles wie selbstverständlich in den Hintern geschoben, sodass er nie das lernen musste, was ein normales Kind im Erwachsenenalter erst lebensfähig macht. Das ganze Geld, der Grund und alles Drumherum halfen ihm jetzt gar nichts.

Lenny schimpfte auf der Rückfahrt zur Wache nicht mehr über den Spritpreis und freute sich wahrscheinlich genauso wie ich über sein Wohlbefinden. Man lamentiert ja oft darüber, wie schlecht es doch auf dem eigenen Bankkonto aussieht, was für Penner die Nachbarn sind, weil der Köter ständig bellt oder wieder kein Parkplatz vor der eigenen Haustür frei ist. Aber letztendlich nützen einem die ganze schöne Kohle und der Rest gar nichts ohne die entsprechende Grundlage – eine einwandfreie Gesundheit. Auch in Markus' Fall schien es so, als hätte das Schicksal für all den Reichtum zum Ausgleich seinen Tribut eingefordert.

Ob dies auch Markus klar war, weiß ich nicht. Er bekam keine Chance mehr, sein Leben wieder zurechtzurücken.

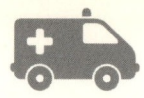

Heiligabend

An Heiligabend 2011 lag wie so oft kein Schnee. Spröde Blätter starben als Überreste eines vergangenen Herbstes auf den trockenen Gehwegen vor sich hin und waren wieder einmal nicht von weißer Pracht bedeckt.

In den Rettungswachen gibt es alljährlich am 24. Dezember Raclette. Das entspricht zwar weder den Grundsätzen einer gesunden Ernährung, noch trägt es zur schlanken Linie bei, ist aber trotzdem eine feine Sache und sehr lecker.

2011 räumte Lenny also gerade den letzten schmutzigen Teller in die Spülmaschine, als der Alarmempfänger den weihnachtlichen Frohsinn unterbrach. Von wegen stille Nacht. Die Bürger dieser Stadt hatten eine Menge Fragen an die Disponenten der Rettungsleitstelle, zum Beispiel: »Ich habe einen Schnupfen – was mache ich jetzt?«

»Ich bin schwanger – und nun?«

»Ich benötige einen Arzt, um Drogen zu erhalten.«

»Mein Kumpel hat gesoffen, liegt grunzend in der Ecke, und ich weiß nicht, was ich machen soll.«

Fragen wie die ersten drei können normalerweise ohne Bedenken an den kassenärztlichen Bereitschaftsdienst weitervermittelt werden. Dafür gibt es eine zentrale Rufnummer, über welche der Anrufer die gewünschte Beratung bekommt. Oft jedoch schicken die Disponenten lieber einen Rettungswagen an den Ort des Geschehens, anstatt diese Anfragen zu beantworten. Der Grund hierfür erschließt sich mir auch nach 20 Jahren Mitarbeit im Rettungsdienst nicht. Schließlich ist von vornherein völlig klar, dass wir nichts anderes unternehmen können, als dem Patienten zum Gang in

die Apotheke zu raten. Oder wir führen anstelle des Leitstellendisponenten den Anruf bei der kassenärztlichen Zentrale durch und bestellen einen Arzt.

Vor einigen Jahren las ich einen netten Spruch an der
Wand einer psychiatrischen Klinik: »112 – wir sind für jeden
Spaß zu haben.« Ein Retter muss ihn dorthin geschmiert
haben, als er einen Patienten einlieferte. Damals hätte ich
nicht gedacht, dass dieser Spruch so wegweisend für meine
zukünftige Tätigkeit als Rettungsassistent sein würde.

An diesem Heiligabend bekamen wir die zuletzt aufge-
führte Einsatzmeldung – eine mutmaßliche Alkoholvergif-
tung irgendwo am Bahnhof.

»Manche Menschen kapieren einfach nicht, wann der
Spaß ein Loch hat«, meinte Lenny und schaltete einen Gang
zurück. »Wann hattest du deine letzte Schnapsdrossel?«

»Vor zwei Wochen. Irgend so ein Besoffski, der sein Beziehungsende mit Mister Jim Beam gefeiert hat.«

»Und?«

»Das Ergebnis war ein vollgekotzter RTW und zweimal
Umziehen für die Besatzung.«

Wenn ein wacher, ansprechbarer Betrunkener sich zu
übergeben droht, gibt es im Rettungsdienstgeschäft grundsätzlich zwei Handgriffe, die schnell hintereinander durchgeführt werden müssen. Richtig angewendet, verhindern
sie, dass sich die Kotze in der Umgebung, sprich dem Rettungswagen, verteilt, und sorgen so für eine wesentlich an-
genehmere Raumluft. Der erste Handgriff besteht darin,
das Hemd des Trinkers schnellstmöglich rundum in dessen
Hose zu stecken. Mit dem zweiten Handgriff wird das Hemd
am Kragen über den Mund des Patienten gezogen, so wie
im Winter, wenn es eiskalt ist und man versucht, sich vor
dem schneidenden Wind zu schützen. Die Kotze bleibt so
innerhalb des Hemdes und direkt am Patienten. Das Ergeb-

nis ist toll: Denn die Besatzung des Rettungswagens muss im Anschluss an diesen Einsatz lediglich marginale Reinigungsarbeiten durchführen und den Rettungswagen nicht einer Komplettreinigung unterziehen. Der Nachteil: Dieses Spiel ist beim aufnehmenden Personal der Krankenhausnothilfe nicht besonders beliebt und lässt den Retter in deren Gunst sinken. Die Schwestern und Pfleger der Nothilfe sind nämlich leider für die Reinigung des Patienten verantwortlich.

Ein offensichtlich betrunkener Mann empfing uns mit beiden Armen wedelnd am Bahnhofsvorplatz. Er lallte etwas von einem Freund namens Horst, der im Anschluss an Jesu Geburtstagsfeier völlig dicht auf der anderen Seite der Bahnhofsunterführung liegen geblieben war und nicht mehr selbstständig aufstehen konnte. Er redete in Lichtgeschwindigkeit, die Situation schien ihm doch irgendwie peinlich zu sein. Während Lenny den RTW auf die andere Seite der Unterführung fuhr, nahm ich meinen Notfallrucksack und machte mich in Begleitung des Trinkers auf den Weg. Das Neonlicht flackerte, während der Klang unserer Schritte in der Bahnhofsunterführung von den Wänden schallte. Der Trinker redete immer noch: »Ich habe ihn in einer Bar kennengelernt. Auf einmal war er betrunken und kann jetzt nicht mehr aufstehen. Er liegt mit halb heruntergelassenen Hosen auf der Straße.«

Na toll. Vollgesoffen bis unters Dach und vollgeschissen bis zum Scheitel.

»Wie viel Alkohol hat Horst denn konsumiert?«, fragte ich.

»Nur zwei Bier. Und ein paar Klare«, war die Antwort.

»Und wie viele Biere hatte er zwischen dem ersten und dem letzten Bier?«

»Keine Ahnung, auf jeden Fall hat er sich in die Hosen gemacht«, nuschelte der Trinker, »alles is voll.«

Geruchstechnisch sehr reizvolle Aussichten für Heilig-abend.

»Eigentlich wollte ich ihn mit nach Hause nehmen«, fuhr der Trinker fort, »aber ich habe ihn nicht hochgekriegt.«

»Wie bitte?!«, fragte ich nach.

»Ich konnte Horst nicht vom Boden aufheben. Ich wollte ihn zu mir nach Hause nehmen. Dann wollte ich ihn abdu-schen.«

»Was? Um dann was zu tun?«

»Abduschen. Ich bin, müssen Sie wissen, beinahe Aushilfs-pfleger.«

Ein Lachen konnte ich mir gerade noch verkneifen. Den Trinker hatte offenbar ein Helfersyndrom überkommen. Oder er hatte Zweifelhaftes im Schilde geführt, das er bei sich zu Hause hatte durchführen wollen.

Als wir den Platz erreichten, wo Horst eigentlich liegen sollte, war von ihm nichts mehr zu sehen. Nur ein paar voll-geschissene Taschentücher und Zeitungspapier flatterten im Wind. Eine Weihnachtsmütze mit auffällig braunen Spuren an der Krempe vervollständigte die skurrile Szene. »Die wollen dir doch nur helfen, Horst ...«, lallte der Trinker. »Er sagte vorhin noch, er wolle mit dem Bus nach Hause.«

Mit unseren Taschenlampen suchten wir die Umgebung ab. Der Trinker versuchte sich derweil an einer Beschreibung von Horst. 1,70 Meter groß, dick, grauer Vollbart und graues Haupthaar. Und etwa Mitte 50. Der Trinker war maximal 30 Jahre alt, untersetzt und hatte lichtes Haar. Ein obskures Bild entstand in meinem Rettungsdienst-Kopfkino …

Während nun Lenny mit dem Trinker die Büsche in der näheren Umgebung absuchte, blieb ich beim Rettungswa-gen und wünschte mich sehnlichst in die Wache zurück. Ich versuchte mir auch vorzustellen, wie die beiden wohl in die-se Situation gekommen waren. Vermutlich hatte der Trinker

Horst in der Bar angesprochen. Hatte etwas von einem Bier und noch einem gefaselt. Dann vielleicht noch von einem Klaren. Zwei Leidensgenossen hatten Weihnachten in dieser heruntergekommenen Kneipe am Abgrund der Gesellschaft begossen, bis der Abend eine entscheidende Wende genommen hatte. Horsts Schließmuskel hatte irgendwann seinen Dienst aufgegeben. Des Trinkers neu gewonnener Freund hatte somit ein Problem. Und der Trinker wollte wohl helfen. Da aber der Begriff »Rettung« auch in »Rettungsdienst« vorkam, rief er schließlich uns.

Lenny kam unverrichteter Dinge zurück. »Komm, wir fahren. Der Typ ist ausgeflogen«, meinte er.

»Alles klar. Ich hab eh keine große Lust, mir die Arbeit auch noch selbst zu suchen. Wer nicht will, der hat schon«, sagte ich.

Mittlerweile war es schon nach drei Uhr. Der Trinker faselte etwas davon, jetzt selbst noch durch die Gegend ziehen und nach Horst suchen zu wollen. Lenny und ich verabschiedeten uns also von ihm und versprachen ihm noch, auf unserer Rückfahrt die Augen offen zu halten.

Auf der Hauptstraße angekommen, sahen wir eine Bushaltestelle. Lenny verringerte die Geschwindigkeit, und wir ließen unsere Blicke über die Bushaltestelle schweifen. Im Bushäuschen stand tatsächlich jemand, auf dessen Statur die Beschreibung von Horst perfekt passte.

»Ich glaub, mein Horst pfeift ...«, meinte Lenny.

»Halt ja nicht an! Nicht anhalten, sonst fällt dem noch ein, doch ins Krankenhaus zu wollen«, sagte ich zu Lenny, besorgt um das Wohl meiner armen Nase.

Horst stand da, wie der Trinker ihn beschrieben hatte. In seinem knielangen grauen Mantel verbarg er vermutlich allerlei Köstlichkeiten. Seine Augen waren zu dünnen Schlitzen zusammengekniffen. Als er seinen Kopf etwas anhob, traf sein alkoholgetrübter Blick den meinen. Er wirkte so, als würde ihn irgendetwas blenden.

Beim Näherkommen sah ich braune, verschmierte Streifen an Horst. Im Gesicht an der Wange, am Mantel und an Horsts ehemals weißem Hemdkragen. Man hätte meinen können, Horst hätte eine Nutella-Orgie gefeiert und vergessen, sich danach zu waschen. Offenbar wartete Horst auf den Bus, der ihn zurück in sein Dorf bringen sollte. Er bedurfte keinerlei Rettung durch uns, da er sich bester Gesundheit erfreute. Lediglich seine Fähigkeit, rechtzeitig eine Toilette aufzusuchen, hatte an diesem Abend wohl etwas gelitten.

»Hast du mal auf die Uhr gesehen? Es ist erst Viertel nach drei«, bemerkte Lenny.

»Der wartet bestimmt noch eine Weile auf den nächsten Bus«, stimmte ich zu. »Da hat er noch Zeit, wieder nüchtern zu werden.«

Also drückte Lenny auf die Tube und fuhr davon.

Die nächste Zeit konnte ich auf jeden Fall kein Nutella mehr zum Frühstück essen.

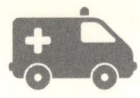

Schicksalsnacht

Feuerwehr und Polizei waren bereits vor Ort und berieten das weitere Vorgehen vor der Haustür. »Gefahr im Verzug« war für uns angesagt. Ich stellte den Notfallrucksack ab, nahm Anlauf und ließ mein ganzes Gewicht gegen die Haustür fallen. Noch mal. Und noch mal. Ein Bersten und Brechen, dann hatten Lenny und ich freien Zutritt zur Wohnung, deren edler weißer Türrahmen anschließend neu verschalt werden musste. Ein schmaler Gang führte in das großzügige Wohnzimmer dieser Galeriewohnung im zweiten Stock eines Mietshauses. Eine steile Wendeltreppe verband zwei Ebenen miteinander. Warmes Licht, das von einem Schienenleuchtsystem ausging, flutete die obere Ebene und machte die ganze Tragik des Einsatzes sichtbar. Von »Gefahr im Verzug« konnte keine Rede sein.

Ein Tag zuvor. Die Freundin, die den Notruf abgesetzt hatte, hatte an diesem Tag mit Frau Roth telefoniert, der stolzen Besitzerin eines florierenden Kleiderladens mitten in der Altstadt.

»Du hörst dich an, als hätte man dir die Luft aus den Reifen gelassen. Soll ich vorbeikommen?« Ein kläglicher Versuch, Frau Roth aufzuheitern.

»Nein, nein, alles in Butter. Es geht schon – irgendwie! Du weißt ja, was mich nicht umbringt, macht mich hart wie Stahl.« Die Antwort hatte die Freundin beunruhigt, denn Frau Roth klang ernst und bitter.

Es war Anfang Januar gewesen, als Frau Roth ihren Ehemann durch ein Unglück verloren hatte. Auf dem Heimweg war er auf glatter Fahrbahn mit dem Auto ins Schleudern geraten und mit hoher Geschwindigkeit frontal gegen einen Baum geprallt. Frau Roth hatte sich dafür entschieden, ihn so in Erinnerung zu behalten, wie sie ihn am Morgen dieses Unglückstages verabschiedet hatte. Ohne ihn noch einmal zu sehen.

»Ich bin dann weg. Bis heute Abend, ich freu mich!«, hatte er noch gesagt und war zur Arbeit verschwunden, in seinen letzten eiskalten Wintermorgen hinein.

Seitdem ging es abwärts mit Frau Roth. Sie litt zunehmend an paranoiden Zwangsgedanken und Depressionen. Die Arbeit in ihrem Kleiderladen hielt sie über Wasser, aber die einsamen Abende zogen einen unüberwindbaren Graben aus Angst, Isolation und Erschöpfung zwischen dem Leben um sie herum und der Insel, auf der sie sich befand.

Am Tag nach dem Telefonat war der Kleiderladen geschlossen. Keiner wusste, weshalb. Es war kein Schild angebracht, nirgends eine Mitteilung hinterlassen. Der Laden wirkte aufgeräumt, wenn man durchs Fenster sah.

Die Freundin wollte Frau Roth nach der Arbeit einen spontanen Besuch abstatten, um sie etwas aufzumuntern. Sie beeilte sich, zur Wohnung von Frau Roth zu gelangen, und klingelte. »Ich komme schon«, würde diese gleich rufen und die große Tür aus Birkenholz öffnen. Dann würden sie sich ins Wohnzimmer setzen und bei einem Gläschen Pergliamici über alte Zeiten und Frau Roths verstorbenen Ehemann reden. Wie die letzten Male.

Aber die Tür blieb an diesem Tag verschlossen. Frau Roth öffnete nicht, und es war auch nichts zu hören. Ein beklemmendes Gefühl ergriff die Freundin. Adrenalin rauschte durch ihre Blutbahn und flutete ihren Körper, der mit Herzrasen reagierte. Sie lief auf die Straße und versuchte, von der Rückseite der Wohnanlage einen Blick in die Wohnung zu erhaschen.

Wie festzementiert stand sie da und blickte durch die regnerische Dunkelheit in die hell erleuchtete Galerie. Das Regenwasser rann ihr die Stirn hinab. Es vergingen einige Minuten, bis sie zu einer Reaktion fähig war. 112.

»Feuerwehr- und Rettungsdienstnotruf, guten Abend.«

»Ich glaube, meine Bekannte ist tot. Können Sie bitte jemanden herschicken?«

Eine algorithmische Notrufabfrage erfolgte. Der Mitarbeiter in der Notrufzentrale sicherte der Freundin einen Rettungswagen und den Notarzt zu. Doch wir kamen zu spät. Emilie Roth hatte sich erhängt.

Sie glich einer von Madame Tussauds Wachsfiguren. Unversehrt lag sie da. Einfach so, als ob sie bei den eisigen Temperaturen eines sibirischen Winters schliefe, denn sie hatte tiefblaue Lippen. Eine durchdachte Seilkonstruktion an der Decke ließ vermuten, dass Frau Roth planvoll vorgegangen war. Das grüne Telefon im Zimmer schellte unaufhörlich und störte die Ruhe. Jemand ahnte wohl etwas. Frau Roth hatte das Foto eines jungen Mädchens vor sich auf einen Schemel gelegt, bevor sie sich in die Schlinge hatte fallen lassen. Das Mädchen war wahrscheinlich das Letzte, was Frau Roth gesehen hatte.

Als Lenny und ich den Einsatzort verließen, sagte niemand von uns ein Wort. Das Blau der durch Regen fragmentierten Lichtblitze war noch lange zu sehen und verschmolz mit dem grellen Neonlicht der Straßenlaternen, bis wir endlich in die Hauptstraße einbogen.

Kurz darauf kam der nächste Notfallauftrag. Eine Geburt. Der Geburtsakt an sich ist zwar eine außerordentlich blutige Sache, und in der Regel kann bis zum endgültigen und erfolgreichen Abschluss nur der Sanitäter lachen. Aber auch die zitternden Ehemänner sorgen dabei für amüsanten innerbetrieblichen Gesprächsstoff. Und so schlossen wir diesen Tag mit einem positiven Einsatz ab: einem gesunden Mädchen und einer glücklichen Mutter. Und natürlich dem Vater, der seinen Kollaps während des Geburtsvorganges ohne weitere Schäden überstanden hatte und sich ebenfalls freute wie ein König. Freud und Leid liegen im Rettungsdienst gelegentlich nur wenige Minuten auseinander. Auch das macht die Arbeit eines Retters enorm reizvoll.

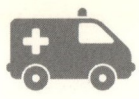

Wohnungsöffnung

Der zottelige Typ vom Schlüsseldienst kniete vor Oma Winklers blau gestrichener Haustür und fuhrwerkte zweihändig mit seinem Werkzeug im Zylinder herum. Die Wohnzimmerjalousie ließ nur einen schmalen Blick ins Haus zu. Alle übrigen Rollos des Einfamilienhauses waren heruntergelassen. Ein möglicher Grund dafür könnte die Mittagshitze gewesen sein. Eine weitere denkbare Ursache wäre, dass Oma Winkler mit ihren 80 Jahren bereits aus dem Leben geschieden war. Toll, eine Leiche, die bei 35 Grad im Schatten am Vergammeln war. Das Mittagessen hätte sich damit für mich erledigt.

Ob Frau Winkler nicht einfach nur weggefahren war und das Haus verlassen hatte? Nein. Licht im Wohnzimmer, ein laufender Fernseher und drei Diabetikermahlzeiten von »Essen auf Rädern« vor der Tür sprachen eindeutig dagegen.

»Kriegst du die Tür jetzt endlich auf? Oder sollen wir jemand anderen holen?«, fragte Lenny und rückte dem Techniker dichter auf den Leib.

»Ja, Mann. Ja … ich hab's gleich. Is gleich offen.«

»Wenn du noch länger brauchst, holen wir uns doch noch am Dönerstand was zum Futtern«, sagte ich.

»Oder wir rufen die Feuerwehr«, stichelte Lenny weiter.

»Jetzt wartet doch! Ich hab's ja gleich.« Der Techniker wurde nervös. Der Schlüssel schien von innen zu stecken. Der Typ war wohl auch nicht gerade die allerhellste Leuchte auf diesem Planeten. Einer der Polizisten, die auch mit von der Partie waren, nahm mich zur Seite. Wenn der Schlosser so weitermachen würde, dann stünden wir bestimmt an Weihnachten noch hier.

Dann war es so weit. Nein, nicht die Haustür war endlich offen, sondern das Sperrwerkzeug des Handwerkers brach im Zylinder ab. Er fluchte leise vor sich hin, packte seine Tasche und murmelte, dass er jetzt ein neues Werkzeug holen müsse. Meines Erachtens wollte sich die Dampfnase nur aus dem Staub machen.

Die Nachbarin von Frau Winkler hatte die Rettungsleitstelle benachrichtigt. Sie hatte sich wegen des nicht angerührten Essens vor der Haustür Sorgen gemacht. Schön, dass es ihr schon nach drei Tagen aufgefallen war. Geklingelt hatte sie bei Frau Winkler aber nicht.

»Hast du 'ne Idee?«, fragte Lenny und sah mich an.

»Feuerwehr?«, mischte sich der Polizist ins Gespräch ein. Doch die Feuerwehr hätte natürlich auch noch mindestens 15 Minuten benötigt. Wenn in der Tat eine Leiche hinter der Türe lag, war es völlig egal, wie lange wir hier noch warten mussten.

»Wenn da aber doch noch jemand lebt und wir hier draußen Zeit verquatschen ...«

Lenny warf mir nur einen kurzen Blick zu. Ich wusste, er sagte das nur, weil er uns so schnell wie möglich hier wegbekommen wollte. Wir gingen nämlich eigentlich davon aus, in der Wohnung eine Leiche vorzufinden.

»... aber Grün sticht natürlich Rot. Du wirst schon richtig entscheiden«, fuhr er dort und blickte den Polizisten an.

Der Polizist sah zu seinem Kollegen. Dieser schien ebenfalls keinen glorreichen Einfall zu haben. Wenn der Polizist sich für die Feuerwehr entschieden hätte, wäre jede Verantwortung für die Zeitverzögerung an ihm hängen geblieben.

»Wir müssen da jetzt rein«, entschied er.

Das war unser Stichwort. Wir kamen den beiden Polizisten zuvor und stellten uns vor die Tür, die über einen dreistufigen Treppenabsatz erreichbar war. Der Notfallkoffer diente als Absprungrampe. Lenny und ich liefen gleichzeitig los. Ich befand mich rechts und traf die Tür mit meinem Fuß unterhalb der Klinke. Lenny trat links dagegen. Die Tür krachte filmreif aus den Angeln. Blaues Holz splitterte. Der Rahmen war hinüber. Die Tür fiel wie in Zeitlupe nach innen und blieb zerstört am Boden liegen. Nein, wir sind keine Superhelden. Die Tür war einfach dünn wie eine billige Schreibtischplatte aus Pressspan, und wir hatten Glück, die richtigen Stellen getroffen zu haben. Trotzdem erzähle ich diese Geschichte sehr gerne und oft zu allen möglichen Gelegenheiten.

Lenny betrat das Wohnzimmer. Die Polizisten schwärmten in die übrigen unteren Bereiche des Hauses aus. Ich stand direkt vor einer Treppe, die in das erste Stockwerk des Hauses führte, und entschied mich für diese Option. Es war heiß wie in einer Wellblechhütte, stank aber nicht. Nur ein seltsamer süßlicher Geruch, den ich nicht einordnen konnte, hatte das Zimmer geflutet. Vermodert war hier aber auf jeden Fall niemand.

Im Schlafzimmer fand ich Oma Winkler, die bewegungslos in Rückenlage auf ihrem Bett lag, den Kopf zur Seite gedreht. Die Rollläden waren auch in diesem Zimmer beinahe ganz heruntergelassen. Die Dunkelheit erschwerte eine Einschätzung der Situation. Oma Winkler war nur mit einem Nachthemd bekleidet und schien friedlich entschlafen zu sein. Vermutlich hatte sie sich aufgrund von Unwohlsein auf das Schlafzimmerbett gesetzt. Als sie an ihrer Bettkante saß, könnte der Herzstillstand eingetreten sein. Das waren allerdings nur Mutmaßungen eines Amateurpathologen.

Die Lippen sahen blau aus – passend zum weißen Teint des Gesichts. »Schade um Frau Winkler«, dachte ich, inspizierte das Zimmer nach verdächtigen Spuren und hörte nebenbei dem Treiben im Erdgeschoss zu. Die Haut von Oma Winkler war so kalt, als ob sie letzte Nacht gestorben wäre. Das hätte aber auch bedeutet, dass die Leichenstarre im Gange sein musste. Ich versuchte, ihren Unterkiefer mit einer rettungsdiensttypischen Handbewegung zu bewegen. Dort und an den Augenlidern beginnt für gewöhnlich der Rigor. Butterweich. Keinerlei Anzeichen einer beginnenden oder endenden Leichenstarre. Frau Winkler sah auch nicht »tot« aus.

Ich war gerade über ihr Gesicht gebeugt, hatte den Kiefer in der Hand und prüfte den Zustand der vermeintlichen Leiche, als sie plötzlich tief einatmete. Ohne jede Vorwarnung schlug Oma Winkler die Augen auf. Riss sie auf, dass ich die Iris komplett sehen konnte. Sie schüttelte sich vor Schreck, hob die Arme in Abwehr, um ihr Gesicht zu schützen. Ich bekam fast einen Herzinfarkt und erschrak so sehr, dass ich einen Satz nach hinten machte und gegen die Schlafzimmerwand knallte. Mein Atem überschlug sich, denn vor mir lag eine Tote, die gerade wieder zum Leben erwacht war. Mein Puls: 180 Schläge pro Minute.

Kennen Sie das Spiel, das einem ab und zu von irgendwelchen Spaßvögeln per E-Mail zugeschickt wird? Ein Programm, nach dessen Start auf dem Bildschirm ein farbenfrohes, chaotisches Bild entsteht, das mit den Worten untertitelt ist: Prüfen Sie Ihre Sehfähigkeit, und suchen Sie den roten Punkt. Natürlich ist man so bescheuert und sucht ihn. Der Punkt ist aber so klein, dass man das Gesicht sehr dicht an den Monitor heranführen muss. Nach 15 Sekunden wird dann ohne Vorwarnung eine widerliche schreiende Fratze eingeblendet. Man erschreckt sich förmlich zu Tode und wünscht dem Absender der Nachricht einen nächtlichen Motorschaden bei minus 30 Grad irgendwo auf einer grottigen Landstraße in Usbekistan.

Genau so ging es mir in diesem Moment. Nur dass ich selbst schuld war. Und Oma Winkler natürlich keine hässliche Fratze war. Wäre ich nicht wie selbstverständlich von ihrem Tod ausgegangen, hätte ich die flachen Lebenszeichen schon sehr viel früher bemerken können.

Frau Winkler befand sich in einer fulminanten diabetischen Ketoazidose mit so hohen Werten, dass diese für unser Blutzuckermessgerät nicht einmal mehr messbar waren.

Frau Winkler brauchte nämlich wie jeder Mensch Insulin, um aus Kohlenhydraten Energie zu gewinnen. Ihre Bauchspeicheldrüse produzierte aber überhaupt kein Insulin mehr. Beim Versuch, die Energie nun ohne Insulin aus Fett zu gewinnen, fallen Abfallstoffe an. Diese Stoffe heißen Ketone und bestehen gewissermaßen aus Säure. Die Folge ist eine Übersäuerung des Körpers, der nun versucht, das Zeug unter anderem über die Ausatemluft loszuwerden – es riecht nach Aceton oder nach faulem, gegorenem Obst. Das erklärte auch den seltsamen süßlichen Geruch in Frau Winklers Zimmer, der an faule gegorene Äpfel oder Nagellackentferner erinnerte.

Wir gaben Frau Winkler Flüssigkeit als Infusion über die Vene und brachten sie ins Klinikum. Der Anruf der Nachbarin war gerade noch zur richtigen Zeit gekommen, denn diese Erkrankung endet unbehandelt immer tödlich. Spätestens nach dem Bewusstseinsverlust durch die Austrocknung und Anschwellung des Gehirns hat der Patient keine Möglichkeit mehr, sich selbst zu helfen und Hilfe zu rufen.

Frau Winkler lebte nach diesem Ereignis noch einige Jahre in ihrem Häuschen mit der auffälligen blauen Haustür, die nach unserem Einsatz natürlich fachmännisch erneuert worden war.

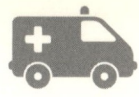

Durchgebrannt

Während die Dunkelheit die bunten Farben des Tages erlöschen ließ und sich schattengleich über unser Städtchen legte, betrat ich das in eine Moorlandschaft hineingebaute Wachgebäude, das überwiegend aus Wellblech und Rigipsplatten bestand. In dieser Nacht war Oswald mit mir am Start, denn die Grippe hatte Lenny am Vortag erwischt und niedergestreckt. Vor zwei Wochen hatte Oswald sein Debüt bei uns gegeben.

Bei den Kollegen war Oswald keine große Nummer. Sie empfanden ihn als zu weich und seinen Händedruck als zu mädchenhaft. Sein schwarzer Vollbart verdeckte ein Drittel des Gesichtes. Die grünen Augen schienen auf den ersten Blick normal, aber sie konnten einen beunruhigend durchdringend fixieren.

Ich mochte Oswald. Er war ein aufmerksamer, netter Kerl, und jemand hatte es sehr gut mit ihm gemeint, als es um die Verteilung der Intelligenz ging. Er war mit feinen Antennen ausgestattet und besaß eine distinguierte Eloquenz. Manchmal war es eine wahre Freude, ihm nur beim Sprechen zuzuhören. Auch war sein medizinisches Fachwissen brillant. Eher würde die Hölle zufrieren, als dass man mit ihm in eine unbeherrschbare Situation geriet.

An diesem Abend war Oswald ungewöhnlich schweigsam. Er saß am Küchentisch der Rettungswache, hatte ein selbst gemachtes Käsebrot vor sich auf dem Teller liegen und schaute ins Leere. Der Wasserdampf der Kaffeemaschine nebelte in den Wachraum hinein.

»Warum so schwermütig heute?«, fragte ich und sah von meiner Zeitung auf. Oswalds Blick löste sich aus der Starre.

»In letzter Zeit geht es mir nicht gut.« Ich nahm die Kanne und goss Kaffee in Oswalds Tasse. »Schlaflosigkeit ist mein Problem«, fuhr er fort.

»Und sonst?«, hakte ich nach.

»Ständig werden Gesetze geändert. Das Datenschutzrecht wird gelockert. Der Staat kontrolliert seine Bürger durch geheime Behörden. Ist das etwa an dir vorübergegangen?« Oswald stützte beide Hände auf den Tisch, seine Muskulatur verkrampfte sich. »Ich glaube, dass sie mich auch schon bespitzeln.« Oswald war ursprünglich Programmierer gewesen und dem IT-Bereich nach wie vor sehr nah. Wenn überhaupt jemand so etwas einschätzen konnte, war er es.

»Kannst du hellsehen?«, fragte ich ihn.

»Quatsch. Als ich das letzte Mal nach Hause gekommen bin, war meine Tastatur verschoben. Und in der Küche waren Sachen verstellt.« Schweiß glitzerte auf Oswalds Stirn. »Als ich im Supermarkt bezahlen wollte, hat die Kassiererin meine Karte zweimal durchgezogen statt einmal. Wahrscheinlich hat sie dabei die Daten abgegriffen.«

»Ich glaube, deine Karte ist einfach nur reif für den Schredder.«

»Meine Karte war immer tipptopp, hörst du? Immer! Als ich danach auf dem Heimweg war, hat mich irgend so ein Penner in einem Postauto verfolgt!« Oswald nestelte nervös an seinem Ärmel.

»Klar …«

»Ich bin extra einen Umweg nach Hause gefahren. Aber der Typ ist mir hinterher.«

»Fahr dein System mal ein bisschen runter. Du leuchtest ja fast.«

»Der Staat überwacht uns. Und mich auch. Ich habe letztens etwas auf einer Internetseite des Bundesnachrichtendienstes nachgesehen.«

»Und?«

»Ein blöder Fehler. Die haben sicher meine IP-Adresse mitgeschnitten, und jetzt bespitzeln sie mich.«

Oswald machte mir Sorgen. Seine Backen glühten rot, und die Stimme war aufgeregt. Die Schläfenarterie pulsierte mit hoher Frequenz – viel schneller als sonst. Oswald zögerte. Nur das Klacken der Küchenuhr war zu hören. Sein Blick glitt langsam am Fenster entlang, an der Tür zum Gang vorbei. Am Sideboard, auf dem das Telefon stand, stoppte er.

»Wie meinst du das?« Oswald drehte seinen Kopf plötzlich zu mir.

»Meine ich was?« Pause.

»Du hast doch eben gesagt, ich soll meine Jacke zurück ins Auto legen.«

»Was für eine Jacke? Ich habe überhaupt nichts gesagt«, antwortete ich. Oswald verstummte.

Der Zeiger der Uhr näherte sich dem Tageswechsel. Als mein Handy klingelte, verließ ich den Raum, um ungestört zu sein. Am anderen Ende der Leitung war Luisa, eine Freundin von mir. Dass ausgerechnet sie jetzt anrief, war für mich so etwas wie ein Zeichen, denn Luisa ist Psychologin. Sie verstummte immer mehr, während ich ihr beschrieb, was ich mit Oswald gerade erlebt hatte. Luisa versprach, in der Fachliteratur nachzuschlagen und mich dann umgehend zurückzurufen. 20 Minuten später war das Gespräch beendet. Doch Luisa hatte mich ermahnt, diese Nacht lieber Augen und Ohren offen zu halten und wachsam zu sein.

Im Ruheraum dauerte es nicht lange, und ich glitt in einen traumlosen Schlaf. Im Nachtdienst schlafe ich allerdings nie so fest wie zu Hause. Ständig wache ich auf, weil Geräusche, die die zweite Besatzung erzeugt, im Gebäude zu hören sind. Autos und Lkws donnern auf der nahe liegenden Bundesstraße vorbei, und je nach Jahreszeit hört man auch

Frösche und anderes Getier. Dann ist da noch das Funkgerät der Rettungswache, über das sich Funkverkehr leise mitverfolgen lässt. Nicht nur der Sprechfunk, sondern auch der Selektivruf zur Alarmierung ist zu hören und stört beim Schlafen. Der Selektivruf besteht aus fünf kurzen Tönen. Unsere persönlichen Alarmempfänger können auf diese Tonfolge codiert werden. Jeder Alarmempfänger »lauscht« auf unserem Funkkanal und reagiert nur auf den Code, der ihm einprogrammiert wurde.

In dieser Nacht war mein Schlaf so leicht, dass ich schon durch das Senden der Fünftonfolge für meinen Alarmempfänger aufwachte, noch bevor der Piepser den Alarm gegeben hatte. In der Hundertstelsekunde kurz vor dem Auslösen öffnete sich der Funkkanal und knisterte. Mein Bewusstsein wurde durch dieses feine Rauschen schlagartig aus dem schwarzen Nichts des Schlafes zurückgeholt. Ein Knacken war zu hören und die kurze Stille danach. Dann zerstörte der Piepser die Ruhe des Nachtdienstes und schlug Alarm. Die Uhr zeigte halb zwei.

Oswald taumelte erst aus dem Bett, als ich bereits in meiner Jacke steckte und dabei war, das Zimmer zu verlassen.

»Was haben wir?« Oswald öffnete die Tür des Rettungswagens und stieg ein.

»Verkehrsunfall.« Ich startete den Motor. »Unklare Situation. Vermutlich eine leicht verletzte Person.«

»Ist ja gut. Dann liegen wir in spätestens einer halben Stunde wieder im Bett.«

Oswald sprach aus, was ich dachte und hoffte. Oft kommt es jedoch anders, als man denkt. Rettungsdienst ist leider kein Wunschkonzert. Und bisweilen kommt es sogar ganz anders, als man denkt.

Der Motor winselte. In Lichtgeschwindigkeit prügelte das blaue Geblitze unserer Signalanlage gegen Verkehrsschilder und Hauswände. Ab und zu hörte man, wie jemand das Funkgerät in irgendeinem anderen Rettungswagen auftastete, also sein Relais öffnete, wodurch ein Klacken durch den Lautsprecher unseres Funkgerätes zu vernehmen war. Der Unfall war in Sichtweite, als mein Handy klingelte. »Luisa« stand auf dem Display. Ich hob ab.

»Sind kurz vor einem Einsatz. Ich ruf dich zurück.« Klick.

Die Einsatzmeldung entpuppte sich als völlig falsch. Mehrere zerstörte Fahrzeuge standen umgeben vom nächtlichen Nebel auf der rechten und linken Fahrspur verteilt. Ein Auto lag im Graben. Der Baum war offenbar stärker gewesen. Das Fahrzeug war so verbeult, dass ich nicht einmal mehr erkennen konnte, um welche Marke es sich gehandelt hatte. Ein Arm baumelte aus dem zersplitterten Seitenfenster heraus, weißer Rauch stieg aus dem Motorraum auf. Kühlerflüssigkeit strömte aus einem geplatzten Schlauch und versickerte im Boden. Auf dem Beifahrersitz eines grünen Autos saß eine junge Frau, deren Augen nur halb geöffnet waren. Sie war gegen die Leitplanke geprallt und bewegte sich nicht. Die Frau blutete aus dem Schädel, der offen und verformt zu sein schien. Ihr Freund, der wohl den Wagen gefahren hatte, kniete vor der Leitplanke und röchelte. Ein abgerissener Scheibenwischerarm steckte in seinem Brustkorb, und sein Arm war unnatürlich verdreht. Ein weiterer Mensch lag mitten auf der Straße. Oder besser gesagt, das, was von diesem Menschen noch übrig war und an einen mit Stofffetzen umgebenen Klumpen blutigen Fleisches erinnerte. Es musste ein Mann sein, denn eine Frau kniete daneben, hielt ihn im Arm und wimmerte den Namen Thomas.

Ich blieb an der Fahrertür stehen, Oswald neben mir. Mir stellten sich die Haare auf. Die Situation glich einem Systemstillstand. Nur der Motor des Rettungswagens und das

Knistern defekter Aggregate waren zu hören. Erst als wir wahrgenommen wurden, begannen die Leute zu schreien.

Mit einem Block Papier samt Stift ausgerüstet, ging ich los, suchte die Unfallstelle nach verletzten oder toten Menschen ab und notierte mir die Anzahl. Auf der Gegenspur hatten die Autos schon abgebremst, Menschen saßen dort geschützt in ihren Fahrzeugen und glotzten. Es dauerte fünf Minuten, bis ich den Kriegsschauplatz durchquert hatte und wieder zurück zum Rettungswagen lief. Während ich die letzten Meter zurücklegte und das Schreien etwas leiser wurde, stellte ich mir selbst die Frage, wie eine derartige Falschmeldung hatte entstehen können, die Oswald und mich in diese Bredouille hineinmanövriert hatte. War es vielleicht der berühmte Anrufer von der Gegenspur, der im Vorbeifahren nur einen »kleinen Auffahrunfall« aus dem Augenwinkel gesehen und diesen mit einem Handy gemeldet hatte? Ich kann es nicht genau sagen – in jedem Fall musste der Disponent irgendwie reagieren. Dies tat er entsprechend seiner Vorgabe und schickte einen Rettungswagen dorthin. Nämlich uns.

Meine Rückmeldung an die Zentrale stellte die Sachlage erst einmal richtig: »Mindestens sieben Schwerverletzte. Sicher einige Patienten tot. Wir brauchen dringend Unterstützung.«

Ich schnappte mir meine Ausrüstung, während Oswald neben der toten jungen Frau im grünen Wagen stand und wie hypnotisiert in das Fahrzeuginnere starrte, die Hände in den Hosentaschen, den Blick ins Leere gerichtet. Eine Lavendelblüte steckte im Haar der Frau. Diese Bilder begleiteten meinen Schlaf noch einige Zeit lang nach diesem Einsatz und verblassten nur sehr langsam. Es musste am Tag zuvor gewesen sein. Vermutlich hatte der Freund dem Mädchen diese Blüte am Vorabend des Unfalls in das Haar geflochten, weil sie Lavendel liebte. Die beiden hatten sicher einen schönen

Abend voller Harmonie und Liebe verbracht und sich spät auf den Heimweg gemacht. »Nur die Guten sterben jung«, dachte ich und roch für einen Moment Lavendelduft.

»Worauf wartest du? Auf Weihnachten?«

»Was?«, stotterte Oswald und blickte auf.

»Komm in die Gänge, und bring das EKG mit!« Nicht den Hauch einer Reaktion. »Oswald?«

Ich bewegte mich auf den Mittelpunkt des Unfalls zu, der alles an Kraft um sich herum einzusaugen schien. Mehrere Patienten benötigten gleichzeitig medizinische und lebenserhaltende Maßnahmen. »Ich wollte doch nur anhalten, um nach meinem Kühlwasser zu sehen«, flüsterte ein älterer Mann, der sich eingeklemmt am Steuer eines zerstörten Kleinwagens zwischen Leben und Sterben befand. Auf einmal hatte es dann geknallt, denn der Mann war auf der rechten Spur der Autobahn anstatt auf der Standspur stehen geblieben. Fataler Fehler. Ein nachfolgender Wagen hatte das schlecht beleuchtete Fahrzeug übersehen und war mit hoher Geschwindigkeit aufgefahren. Da auf der Autobahn zu diesem Zeitpunkt ein reger Verkehr herrschte, kam es in der Folge zu diesem Crash mit etlichen Autos.

Ich versuchte mein Bestes. Hektik zwischen Wracks und schreienden Menschen. Halskrause. Venöser Zugang. Sauerstoff. Offene Brüche abdecken. Und wieder ein venöser Zugang mitten im Wimmern. Jeder Schritt knirschte auf dem Glas geplatzter Scheiben. Es verging eine gefühlte Ewigkeit, bis ich endlich die Martinshörner meiner nachgeforderten Kollegen hörte. Von Oswald keine Spur.

»Wo sollen wir hin?«, rief mir ein entgegenkommender Kollege zu. Es roch nach Öl und Benzin.

»Da hinten rechts im Graben …«

Eine andere Besatzung schickte ich zum ersten Fahrzeug, einem blauen Wagen. »Fahrerseite, Polytrauma«, informierte ich die Kollegen. Das zuerst eingetroffene Rettungsmittel – also in diesem Fall ich – hat nämlich zunächst die organisatorische Einsatzleitung, bis ein offizieller Einsatzleiter des Rettungsdienstes die Szenerie betritt.

Die Leitstelle funkte mich an. »1/83/1, ein Hubschrauber ist für Sie unterwegs zur Einsatzstelle. Mehr gibt's wegen der Nebelsuppe nicht. Tut mir leid.« Immerhin. Einer mehr, als ich angenommen hatte.

Nach und nach kehrte Ruhe ein. Der Nebel lichtete sich etwas, während die Opfer dieses fatalen Verkehrsunfalles abtransportiert wurden. Perfekte Zusammenarbeit aller Retter vor Ort. Die Körper der Verstorbenen wurden mit Laken bedeckt und auf dem Seitenstreifen des Fahrbahnbereiches abgelegt. Einzelne Sterne funkelten so hell, als wollten sie uns Licht machen.

Eine Stunde später war der Einsatz beendet. Ich stand mit dem Einsatzleiter am Rettungswagen. Während er sich eine Zigarette anzündete, fragte er: »Wo ist Lenny?« Er aschte auf den Boden und sah mich an. Eine berechtigte Frage. Wo sich Lenny befand, wusste ich. Über Oswald konnte ich leider nicht dasselbe sagen. Ein Schauer lief mir über den Rücken, und ein Kloß setzte sich in meinem Hals fest. »Lenny liegt mit Kotzerei und Fieber im Bett, Oswald vertritt ihn«, antwortete ich. »Oswald? Oswald!« Keine Antwort. Verdammt. Er musste doch irgendwo sein. Ein paar Kollegen hatten Oswalds Verschwinden mitbekommen und machten sich mit uns auf die Suche. Gedanken blitzten in mir auf. Hässliche Gedanken, denn mir fiel unser Dialog vom Vorabend wieder ein. Oswald war irgendwie anders gewesen als sonst.

»Wir haben euren Retter gefunden«, meinte schließlich ein Kollege der Feuerwehr und kam direkt auf mich zu.

Oswald kniete weit abseits von der Unfallstelle in einem angrenzenden Feld, die linke Hand voller Lavendel. Im

Schneckentempo rupfte er einen Stiel nach dem anderen aus dem Feld und hatte so ein Sträußchen gebildet, das bereits ziemlich groß war. Eine Blütenähre steckte hinter dem Ohr in seinen Haaren.

»Eine für dich ... und eine für mich ... eine für dich ... und eine für ...«, wiederholte er mit hoher Stimme, viel höher als sonst. »Nein! Das kann ich ... nicht ... tun!« Oswalds Augen waren so weit aufgerissen, dass das Weiß um seine Iris vollständig sichtbar war. »Warum? Ich weiß den Weg nicht.«

»Oswald? Was ist los?«

»Wieso willst du das wissen? Weil ich nicht bin?« Ein müdes Lächeln verformte seine Lippen, während nebenan Leichensäcke zugeschnürt wurden. Das Lächeln eines Wahnsinnigen. Plötzlich sank Oswald in sich zusammen, die Blumen rutschten ihm aus der Hand. Er starrte ins Gras, der Oberkörper wippte hin und her. Dissoziation. Ende der psychischen Teerstrecke.

Im Rettungswagen war es still. Nur das gelegentliche Klacken eines aufgetasteten Funkgerätes schnalzte aus dem Lautsprecher. Wind zog durch einen Spalt im Seitenfenster und spülte den Geruch der Nacht in den Innenraum. Den Rettungswagen hatte ich in der Leitstelle abgemeldet, denn ohne meinen Schichtpartner Oswald konnte ich keine weiteren Einsätze fahren. Ich nahm mein Handy aus der Tasche und tippte Luisas Nummer. Freizeichen.

»Hallo?«

»Hallo, Luisa. Der Einsatz ist jetzt erst zu Ende. Entschuldige, dass ich dich wecke. Du wolltest mir vorhin etwas Wichtiges über Oswald sagen.«

»Er könnte schizophren sein und steuert auf eine akute Psychose zu. Alle Symptome passen perfekt, ich hab's noch einmal nachgeschlagen. Auch das, was du mir über Oswalds Kindheit erzählt hast, ist total stimmig.«

»Schizophren?« Pause und tiefes Einatmen. »Ich weiß. Oswald ist vorhin im Einsatz durchgeknallt und zum Lavendelpflücken gegangen. Es war ein höllischer Verkehrsunfall, und wir haben es erst alle nicht bemerkt. Ich habe es vor allem gar nicht bemerkt. Es war so viel los. Die Hintergrundbesatzung fährt ihn in diesem Moment ins Bezirkskrankenhaus.«

»Tut mir leid.«

»Ja, mir auch. Er war echt smart, fachlich wie menschlich.«

»Wieso hat das niemand bei seiner Einstellung gemerkt?«, fragte Luisa. »Solche Menschen sind doch immer auffällig.«

Ich erzählte Luisa, dass ich Oswald schon immer irgendwie sonderbar gefunden hätte. Und dass ich nie genau hatte sagen können, warum eigentlich. Ich hatte auch schon einmal ihre Verdachtsdiagnose in Betracht gezogen, aber Schizophrenie passte einfach nicht zum Kreis der Retter, sondern nur zu dem unserer Patienten. Und deswegen hatte ich so etwas einfach ausgeschlossen.

Ich legte auf. Benzin, Öl und das verbrannte Plastik roch ich mittlerweile nicht mehr so stark. Dafür hatte ich den aromatischen Geruch von Lavendel in der Nase, der mich für immer an diese schreckliche Nacht erinnern wird.

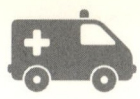

Kein Schlaf

Zwischen zwei und sechs Uhr morgens sind die Einsätze am schlimmsten. Dann, wenn die Nacht tiefschwarz ist und die Zeit sich anfühlt, als wäre sie eine klebrige und zähflüssige Masse. Kein Mensch ist normalerweise um diese Uhrzeit in unserer Stadt auf der Straße – ein paar armselige Kreaturen ausgenommen, die als Nachtschwärmer umherziehen und etwas Glück suchen.

Unser Gegner ist milchig trüb und schwer wie Blei: Müdigkeit. Ein treuer Begleiter, der das Glitzern der Metropole wie einen LSD-Trip aussehen lässt.

Jeder Retter kommt an einem bestimmten Punkt an die Grenze seiner physischen Belastungsgrenze. Nachdem ich keine 18 Jahre mehr jung war, hatte sich meine Aufmerksamkeit längst ins Nirwana verabschiedet. Der Klang des Alarmempfängers traf mich daher mit der Wucht eines Cassius-Clay-Hiebes mitten ins Gesicht.

Es war drei Uhr morgens, und wir bogen schon bald in die Straße ein, die uns die Leitstelle über Funk mitgeteilt hatte.

»Frag noch mal nach. Da ist keine Hausnummer fünf«, schimpfte Lenny und kurbelte am Lenkrad. Ich nahm den Hörer und kontaktierte die Leitstelle.

»1/83/1, die Anruferin sagte, es muss sich um ein blaues Haus handeln, das auf dem ehemaligen Maisfeld steht.«

»Ob diesen Theoretikern da drüben klar ist, dass es hier draußen dunkel ist wie in einem Katzenpopo?« Lenny hielt seine Taschenlampe aus dem Fenster und suchte die Hausmauern ab. »Was für ein Maisfeld? Und wie zum Teufel sollen wir das sehen, wenn ein Haus draufsteht?«

Auch zum Thema »Navigation zu einem Notfallort« haben Murphys Ahnen Grundsätze aufgestellt, die sich wunderbar auf die Leitstelle übertragen lassen. Wenn nämlich ein Anrufer seine Anschrift bei der Notrufentgegennahme falsch übermittelt, wird der Disponent sie den Rettern auch so weitergeben. Aber selbst wenn der Disponent aufgrund des einzigartigen Namens einer Straße überhaupt nichts verkehrt verstehen könnte, würde er sie trotzdem fehlerhaft an den Rettungswagen durchgeben. Und die Beschreibung des Einsatzortes würde immer so umständlich wie möglich sein – wie in diesem Fall.

Das Haus war wirklich blau und befand sich entgegen der numerischen Logik einer Hausnummernvergabe versteckt im hintersten Bereich der Straße. Der tragische Einsatz zog sich leider wie Kaugummi. Eine alte Frau hatte ihren Mann verloren, der auf dem Weg zur Toilette einen Herzstillstand erlitten hatte. Die Frau war erst viel später aufgewacht, hatte sich auf die Suche gemacht und ihn leblos auf dem Parkett ihres Wohnzimmers gefunden. Außer dass wir den Hausarzt für die Leichenschau benachrichtigten, konnten wir nichts mehr ausrichten. Die Totenstarre war bereits vorangeschritten.

Wir organisierten noch jemanden vom Kriseninterventionsteam, damit die arme Frau wenigstens einen zuverlässigen Beistand für die kommenden Stunden hatte. Da auch der Kollege einige Zeit brauchte, bis er eintraf, kamen wir erst gegen sechs Uhr morgens wieder in die Wache zurück.

Um 6.15 Uhr wurde ich endlich abgelöst. Als ich die Wache verließ, roch es nach Morgen, und gleißend helles Licht schlug mir entgegen. Die Farben explodierten in meinem geplagten Neocortex, spielten verrückt und schmerzten in meinen Augen. Die Wirklichkeit sah für mich aus wie ein enger grauer Tunnel, der unendlich zu sein schien. Während der Tag begann, hoffte ich nur auf gütigen und erholsamen Schlaf. Diese Hoffnung bestand exakt so lange, bis ich meinen Wagen vor meiner Wohnung geparkt hatte.

»Ah … der Nachbar. Guten Morgen, guten Morgen! So früh schon auf den Beinen?«, sang der Alte aus dem Nebenhaus und wackelte mit einem Arm winkend auf mich zu. Verdammt. Ich wusste, dass mir der Senior wieder eines seiner längeren Gespräche ans Knie nageln wollte, die mich ungefähr so brennend interessierten, wie wenn in Moskau eine Matroschka aus Plastik umfällt. Und überhaupt: Wenn ich nicht so früh auf meinen Beinen gewesen wäre, stünde ich in genau diesem Moment vermutlich nicht vor dieser Hackfresse, die vor lauter Tatendrang, blindem Aktionismus und rhetorischen Fragen nur so zu strotzen schien. Ich weiß, ich bin unausstehlich, wenn ich müde bin.

»Habe ich Ihnen schon von meinem neuen Hobby erzählt – dem *Scolytinae*? Dem Borkenkäfer, von dem es bei uns in Europa gut 150 Arten gibt?«

Manche Menschen merken einfach nicht, dass man sich für ihr Gesalbe nicht die Bohne interessiert. Vor meinem müden geistigen Auge erschienen seltsame Bilder: Wenn der Alte im Titicacasee von einem Krokodil zum Frühstück verspeist würde, dann könnte ich endlich die wohlverdiente, herrliche Ruhe in meinem Bett auskosten.

»Viel Spaß mit Ihren Freunden«, kürzte ich den Ausflug in die heimische Fauna schließlich ab, schritt zügig in Richtung Haustür und hörte den Alten dabei noch weiterfaseln, dass die Borkenkäfer heuer eine Invasion starten würden.

Die digitale Funkuhr zeigte sieben Uhr, als ich ins Bett fiel und noch nicht einmal mehr den Aufschlag auf meiner Matratze realisierte. Ich weiß nach manchen Nachtdiensten oft nicht mehr genau, wie ich nach Hause gekommen bin. Erinnern Sie sich an die unbesiegbare Müdigkeit aus Ihrer

Jugendzeit, nachdem Sie eine Nacht in der Disco durchge-
feiert hatten? Und Ihre werte Mutter Sie am Morgen darauf entweder in die Kirche oder zum Frühstücken mit Tante
Leni gejagt hat? Sie waren absolut nicht begeistert von Ihrem Martyrium, machten gute Miene zum bösen Spiel und
litten wie ein Hund.

Wau.

Was?

Wau, wau.

Mist. 7.45 Uhr. Der Köter der Nachbarn bellte. Aber nicht
lange. Nur gerade lange genug, dass ich aus dem absoluten
Tiefschlaf erwachte und wie ein Zombie im Bett saß.

Wau, wau, wau.

Dieser mistige Drecksköter hatte eine Stimme, die durch
Mark und Bein ging. Erneut durchzuckten mich grauenhafte
Gedanken: Ich stellte mir vor, wie ein Skalpell sanft durch die
Stimmbänder des kleinen Kläffers glitt. Es hätte ja auch ein
großer Hund sein können, der ein tiefes, sonores Bellen produzierte. Aber nein, es musste der Schichtarbeiter-inkompa-
tible reinrassige und schwarz befellte Mittelspitz sein. Eine
Fußhupe, die so winzig war, dass sie in eine Schuhschachtel
passen würde. Möge ihn ein curaregetränkter Pfeil in den
kleinen, schwarzen, fluffigen Hintern treffen, dachte ich noch,
als ich wieder einschlief und von ebenjenem Pfeilgift der
südamerikanischen Indios träumte.

8.30 Uhr.

Wauwauwauwauwauwauwauwau ... wau.

Die Töle drehte jetzt voll auf. Und ich drehte am Rad.

Sie müssen wissen, dass dieser Hund meiner Meinung
nach eine angeborene Verhaltensstörung aufwies. Wenn die
Terrassentür der im Erdgeschoss lebenden Nachbarn und
Hundehalter aufging, rannte das Vieh in den Garten und
kläffte alles an, was sich bewegte. Selbst der letzte sich im

Wind wiegende Grashalm entging dem Hund nicht. Ich hatte meine Nachbarn schon öfter damit konfrontiert, aber es hieß nur, dass der Hund doch »kaum bellen« würde und dass »er ja taub sei und auf Zeichensprache einfach nicht reagiere«. Nolens volens akzeptierte ich diese Ignoranz und besorgte mir schließlich Ohrenstöpsel. Das Zottelvieh hatte gewonnen.

Und ich war wieder im Tiefschlaf angekommen. In meinem Traum saß ich in einem zweimotorigen Flugzeug aus dem Zweiten Weltkrieg, bei dem die Türen fehlten. Der Lärm der beiden Außenmotoren dröhnte unaufhaltsam und ließ mich auf meinem Sitz vibrieren.

Es war genau neun Uhr, als ich realisierte, dass dies überhaupt kein Traum war. Mein retardierter Nachbar aus einem der Häuser um mich herum hatte den Rasenmäher angeschmissen – so wie er es alle zwei Tage tat. Der Herr hatte ein ausgeprägtes und inniges Verhältnis zu seinem Garten, den er tagaus, tagein hegte und pflegte. Natürlich konnte der Affe nicht wissen, dass ich Rettungsassistent war und im Schichtdienst arbeitete. Da sich meine Wohnung im Dachgeschoss befand, kam im Sommer das Problem dazu, dass ich alle Fenster aufreißen musste. Gezwungenermaßen, denn bei 40 Grad Raumtemperatur war an Schlaf sowieso nicht zu denken – ob mit oder ohne Lärmschutz in den Ohren.

Der Nachbar besaß eines der pompösesten Grundstücke in unserem Viertel. Ein Grundstück von normaler Größe hatte circa 350 Quadratmeter Grundfläche. Wenn man dann die Fläche des Hauses abzog, blieben noch in etwa 200 Quadratmeter Fläche übrig, die als Rasenfläche zu gebrauchen waren. Aber nein, dieser Herr nannte mindestens 700 verdammte Quadratmeter sein Eigen, von denen zu meinem Unglück bestimmt an die 500 Quadratmeter eine nutz- und damit mähbare Rasenfläche darstellten.

Wenigstens schränkte das Lärmschutzemissionsgesetz den Betrieb eines benzinbetriebenen Rasenmähers empfindlich ein. Der Mistkerl hielt sich auch an die von der Gemeinde vorgeschriebene Zeit, die leider immer noch so umfangreich war, dass an ausreichenden Schlaf nicht annähernd zu denken war. Sie können sich nicht vorstellen, wie pedantisch man einen Rasen mähen kann. Der Typ war so lange nicht zufrieden, bis der letzte arme Grashalm exekutiert und das hinterste Blümchen enthauptet war.

Keine zwei Minuten später stolperte der Nachbar endlich vor seinen eigenen Rasenmäher. Ein unbarmherziges »Rrrrrrrrrrrrrrrrrrrrrrrh« und »Aaaaargh« erklangen, jemand schrie und rief nach einem Notarzt. Und dann: herrliche Stille. Eine Szene, die sich natürlich nur in meinem Kopf abspielte.

Sie können sich sicher vorstellen, dass so ein Rasenmäher ebenso wie eine Kettensäge in der Lage ist, großen Schaden an menschlichem Gewebe zu verursachen. Das denke ich mir auch jedes Mal, wenn mein Nachbar auf seinen Obstbäumen herumturnt und die Äste stutzen möchte. Die Leiter lässig an den Stamm gelehnt, ohne jeglichen Sicherungsposten, wie eigentlich von der Berufsgenossenschaft vorgeschrieben, hält er sich mit der linken Hand an einem dicken Ast fest und schwingt mit der rechten Hand lässig die Säge. Auch eine außer Rand und Band geratene Säge ist in der Lage, ein königliches Gemetzel anzurichten, aber dem heimwerkenden Nachbarn scheint das herzlich egal zu sein.

Ein wenig Schlaf später schellte es an der Tür. Ich hatte vergessen, die Klingel auszustellen. Die nette junge Postbotin hatte es eilig, kam schnellen Schrittes die Treppe hochgesprintet und hielt mir das Unterschriftenpad unter die Nase. Sie würde mir das nächste Päckchen einfach in mein Mülltonnenhäuschen legen, wenn ich diesen Ablagevertrag unterschreiben würde, sagte sie. Dann drückte sie mir neben meinem Päckchen auch den Wisch in die Hand und verschwand wieder. Der Ablagevertrag landete im Papiermüll, und mir fielen die Augen zu.

Meine Wohnung ist eigentlich schön. Überdimensionale Galeriefenster in der Küche, amerikanischer Schnitt und ein großer einladender Balkon sorgen für ein beinahe perfektes Wohlbefinden. Die Wände sind aber leider so dünn, dass ich jede Bewegung unter mir wahrnehmen kann. Auch wenn gegen Nachmittag mein Nachbar von unten nach Hause kommt und die Haustür so in den Türrahmen knallt, dass ich wieder im Bett sitze. Anschließend muss zuerst der Köter ausgiebig begrüßt werden, was in einer Lautstärke stattfindet, die jeglicher Beschreibung spottet. »Jajajajajajajaja … jajajajajajajaja … ohhhhhh … Puschel … jajajajajajaja!« Und wenn ich nicht wüsste, dass da jemand einen Hund begrüßt, würde ich weiß Gott was denken. Zehn Minuten später führt der Nachbar den kleinen Misthund zum Gassigehen aus und lässt mich auch das durch ein lautes »RUMMS!« mit der Haustür wissen.

15 Uhr. Zeit zum Aufstehen. Mein Schlafdefizit brachte mir Augenringe und eine außerordentliche Stinkelaune ein. Das Wissen um drei weitere anstehende Nachtdienste trug auch nicht gerade zur Steigerung meiner Gemütslage bei. Ich war einfach todmüde.

Schichtdienst ist eine wirkliche Herausforderung, auch wenn dieser von Zeit zu Zeit Vorteile bringt. Nach vier Nächten habe ich zum Beispiel einige Tage frei und kann Sachen erledigen, für die sich andere Mitbürger einen Tag Urlaub aus den Rippen schnitzen müssen. Einkäufe lassen sich gemütlich tagsüber erledigen, wenn die Konsumtempel allesamt leer sind. Auch Behördengänge kann ich wesentlich stressfreier abarbeiten, wenn ich auf den Gängen nicht halbtotgetrampelt werde.

Mir ist natürlich klar, dass sich meine komplette Nachbarschaft nicht ausschließlich nach mir und meinem Dienstplan richten kann. Da es verboten und unmoralisch ist, Menschen zu verprügeln und Hunde einfach zu töten, werde ich mich mit den Gegebenheiten arrangieren und Abhilfe schaffen müssen. Der Umzug in ein Haus mit fundamental dickeren Wänden und Dreifachverglasung ist bereits beschlossene Sache.

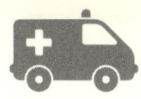

Kurzschluss

Das Notarztteam und wir verließen das Haus bepackt mit Equipment, das wir nicht benötigt hatten. Es nieselte in die Landschaft, deren Hügel am Horizont die Sonne vereinzelt zu berühren schienen.

Plötzlich hielt ein BMW mit getönten Scheiben vor dem bäuerlichen Gebäude, das einfachen Leuten gehörte. Kriminalpolizei. Der Motor verstummte, zwei Männer in Mänteln stiegen aus dem Wagen. Die beiden erinnerten mich an Derrick und Harry Klein. Derrick hatte einen Aktenkoffer unter dem Arm, Klein nur eine Tasche. »Die Meldung unserer Einsatzzentrale hat sich nicht gut angehört. Was ist passiert?«, fragte Derrick und steuerte gleichzeitig auf die Haustür zu. Meine Gesichtszüge waren eingefroren.

»Er ist tot«, war meine knappe Antwort.

Mein Blick streifte einen Kirchturm, glitt langsam am Wald entlang und tauchte in das Farbspektrum des Regenbogens am anderen Ende des Landkreises ein. Klein hatte seinen Dienstausweis bereits in der Hand und klingelte an der Eingangstür. Jemand öffnete.

Das Schreien eines Mannes gellte durch den Ort. Es durchdrang mich wie ein unendlich scharfes Messer, das durch mein Rückenmark fuhr. Ich stockte und drehte mich um. »Geh schon mal vor, ich muss zurück ins Haus.« Lenny nickte und brachte unsere Ausrüstung in den Rettungswagen.

Wir befanden uns mitten in einem Ort, der gerade einmal 231 Bewohner zählte. Das Warum konnte ich mir nicht erklären. Als wir vorhin angekommen waren, hatte uns der

Mann empfangen, der auch den Notruf abgesetzt hatte. Er flehte uns an, noch etwas zu tun, und hoffte, dass wir es schaffen würden und alles gar nicht so schlimm wäre. Der Mann war verzweifelt und dieser Moment so unfassbar. Aber wir konnten nichts mehr ausrichten, denn der Junge war bereits tot. Die Leichenstarre hatte seine Arm- und Kiefermuskulatur in Zement gegossen. Wir merkten es erst, als wir eine Wiederbelebung versuchen und ihn auf den Rücken drehen wollten. Das linke Auge war rot unterlaufen. Im rechten Auge konnte man nur kleine rote Pünktchen sehen. Einige Adern waren darin geplatzt. Um den zarten Hals lag ein abgeschnittener dünner Gürtel, der eine tiefe Furche mit einer dunkelblauroten Randzeichnung hineingeschnitten hatte. Sie zeichnete sich deutlich von der milchigen Gesichtsfarbe ab.

Seinen elften Geburtstag hatte der Junge erst Tage zuvor gefeiert und sich irgendwann in dieser Nacht am Bücherregal hinter der Tür zu seinem Kinderzimmer erhängt.

»Hat sich erhängt«, konstatierte die Notärztin. Sie klang verzweifelt und nestelte an ihrem weißen Kittel herum. Mit Tränen in den Augen schien auch sie mit ihrem Latein am Ende zu sein. Die Bügel ihres schwarzen Stethoskops ragten aus ihrer Kitteltasche heraus. Nur mit Mühe konnte ich sie vom aussichtslosen Versuch einer Wiederbelebung abhalten.

»Wir könnten es einfach versuchen«, beharrte sie. Aber ich ließ sie nicht. Die Ärztin war erst Anfang 30. Sie hatte zwar die medizinische Verantwortung, doch woher sollte sie die Erfahrung haben, um in solchen Situationen sicher agieren zu können?

Morgens hatte sie sich noch auf den Dienst gefreut. Mit roten Bäckchen und einer etwas zu großen Einsatzjacke hatte sie ihren Fahrer zu ihrem dritten eigenverantwortlichen

Notarztdienst mit den Worten begrüßt: »Lassen wir es krachen!« Mein Kollege hatte mir das später erzählt. Er hatte mir auch erzählt, wie sehr ihr dieser Satz im Nachhinein zu schaffen machte. Nach diesem Einsatz hat sie nie wieder ein Rettungsfahrzeug betreten.

Zurück im Haus, konnte ich durch die geöffnete Holztür in das blau-weiß gestrichene Kinderzimmer sehen, in dem die Spurensicherung am Werk war. Am braunen Bücherregal hing der andere Teil des Gürtels. Er war zurückgeblieben, als der Vater ihn durchgeschnitten und seinen Jungen abgenommen hatte. Einige Bücher standen im Regal, andere lagen daneben. *Winnetou, Old Surehand, Die Drei Fragezeichen* und einige Comics, die meiner eigenen Fantasie einen gehörigen Schub verabreicht hatten, als ich selbst noch ein Kind gewesen war. Das Bett des Jungen war durcheinander. Blaue Bettwäsche mit einem riesigen Comictiger darauf, der ins Zimmer grinste. Daneben die noch brennende Nachttischlampe. Durch die transparente, halb geöffnete Gardine konnte man auf die Lichtung eines Waldes sehen. Frische Luft strömte durch das gekippte Fenster in das Zimmer.

Der Mann führte mich in die Küche und blieb mittendrin stehen. Auf dem Küchentisch lag ein zerknittertes Blatt Papier. Eine Kinderhand hatte etwas mit blauer Tinte in krakeliger Schrift daraufgeschrieben.

»Sein Testament. Er hat ein Testament gemacht. Können Sie sich das vorstellen? Ein Testament!«

Ich las das Wort am Anfang des Briefes und musste schlucken. Tränen rannen über das Gesicht des Vaters. Der Junge vermachte seinem Bruder seine Lego-Bausteine, den Plüschbären und die Bücher. Ein Mädchen sollte sein Sparbuch bekommen. Er hatte es während des letzten Sommers im Ferienlager kennengelernt und sich auf Anhieb mit ihm verstanden. Der Vater packte mich an der Jacke.

»Bitte ... was habe ich falsch gemacht? Können Sie mir das sagen? Ich kann es nämlich nicht verstehen«, meinte der Vater tonlos und drehte sich um.

Seine Fingernägel gruben sich in die Handballen, dass es blutete.

»Ich kann nicht verstehen, warum sich mein Junge umgebracht hat.«

Ob er etwas falsch gemacht hatte, konnte ich ihm natürlich nicht beantworten. Einen Tag vor dem Unglück hatte es zu Hause Ärger gegeben, erzählte er mir. Der Junge hatte seine Hausaufgaben machen und anschließend beim Tischdecken helfen sollen. Doch er hatte gebockt. Als ihm der Vater wie so oft eine schallende Ohrfeige verabreicht hatte, war der Junge trotzdem ruhig geblieben. »Mutter hatte schon recht, dass sie letztes Jahr weggezogen ist«, flüsterte er und fing sich dafür noch eine Ohrfeige ein – die letzte seines Lebens. In seinem Brief schrieb der Junge, dass sein Vater dies nun nie wieder würde machen können. Dass er das Mädchen lieb habe und es deswegen sein Sparbuch bekommen sollte. Dass er auch seine Mutter lieben würde. Und dass er es schade finde, dass sie weggezogen sei und seinen Bruder mitgenommen habe. Damit sein Bruder ihn nicht vergessen würde, bekomme dieser seine Spielsachen. »Seid nicht traurig«, stand ganz am Ende des Briefes. Ich musste tief durchatmen.

Einige Tage zuvor war Lennys jüngster Sohn ebenfalls elf Jahre alt geworden und hatte eine großartige Party mit allem Drum und Dran gefeiert. Sein Sohn redete ständig nur von Computern, Fernsehsendungen und Pokémon-Figuren. Und nicht davon, sich das Leben zu nehmen. Lenny stand vor dem Rettungswagen und blickte in Richtung der Waldlichtung. Die orange Jacke mit dem silbernen Leuchtstreifen reflektierte das Licht, das vom Haus herüberfiel. Den Zigarillorauch konnte man schon von Weitem riechen.

»Starten wir?« Er erschrak, als ich plötzlich neben ihm auftauchte. »Die Polizisten sagen, die Großeltern wohnen ein paar Häuser weiter. Wir sollen denen die Todesnachricht überbringen.« Auch das noch.

Die Notärztin saß noch immer im Einsatzfahrzeug an der Einsatzstelle und sah zum Fenster hinaus. Auf ihrem Schoß lagen das Einsatzprotokoll und der Leichenschein, den sie noch ausfüllen musste.

»Ich kann nicht. Ich kann es ihnen nicht sagen«, schluchzte sie und schüttelte den Kopf.

»Tut mir unendlich leid. Dein dritter Dienst und dann so etwas.«

»Und jetzt?«

»Ich fahre mit Lenny rüber. Schreib in Ruhe zu Ende, und komm ein bisschen runter. Wenn was ist, rufen wir dich auf dem Handy an. Okay?«

»Danke fürs Auffangen.« Sie vergrub ihren Blick in den Leichenschein.

Während Lenny und ich vor der Haustür der Großeltern standen und die Türglocke betätigten, durchzuckten mich Gedanken an das, was jetzt folgen könnte. Natürlich waren wir erfahren im Umgang mit Menschen, die ein psychisches Trauma erlitten hatten. Aber dieser Einsatz war von ganz anderer Qualität und das Folgende nicht absehbar.

Nach einer Weile öffnete sich die Haustür, die zusätzlich mit einer Kette verriegelt war. Ein weißhaariger alter Mann sah heraus.

»Sanitäter? Ich habe Sie nicht bestellt.«

»Dürfen wir bitte hereinkommen?«

»Nein. Ich möchte auch nichts spenden«, antwortete der Mann, dann fiel die Tür ins Schloss.

Lenny klingelte erneut. Keine Reaktion. Ich klopfte gegen die Tür.

»Bitte öffnen Sie die Tür. Wir wollen kein Geld.«

»Was dann?«

»Wir müssen Ihnen leider eine schreckliche Nachricht überbringen.«

Es vergingen einige Sekunden, in denen ich Geflüster und Schritte im Haus hören konnte. Dann war es wieder still. Die Tür öffnete sich langsam, während sich das Böse über dieses Haus legte. Diesmal stand ein Ehepaar in der Tür und bat uns hinein.

»Sind Sie Herr und Frau Müller und verwandt mit der Familie Müller aus der Bergstraße?«

»Ja, sind wir.«

Mir war kalt. Kurzes Schweigen. Einatmen. Der Blick in die Augen der beiden Alten. Und die Angst vor deren Reaktion.

»Ihr Enkel ist tot.«

Sie starrten mich entsetzt an. Vier aneinandergereihte Worte, die das Leben des Ehepaares für immer verändern sollten. Die Fassade bröckelte und stürzte einen kurzen Moment später ein. Herr Müller hielt seine Frau, die vor ihm kniete, ihn umklammerte und nicht mehr in der Lage war, die eigene Mimik zu kontrollieren. Das Schreien von Frau Müller durchdrang mich wie das Fallbeil einer Guillotine den Hals ihres Opfers.

Wir übergaben das Ehepaar zusammen mit dem Vater des Jungen in die Obhut des nachgeforderten Kriseninterventionsteams. Ich fühlte mich wie ein Todesengel, der in einem blutroten Mantel und mit großen schwarzen Flügeln Angst und Schrecken verbreitet hatte, anstatt Leid zu lindern und Menschen zu helfen. Erhebliche Belastungsmomente kumulierten hier auf tragische Weise. Da waren die Notärztin, die danach nie wieder als solche gearbeitet hat, der Vater, der die Schuld nur bei sich suchte, und die Großeltern, die nach Überbringung der Nachricht selbst zu Patienten wurden. Genau wie die Mutter, die der Vater unmittelbar nach Auffinden seines Jungen angerufen hatte.

Und dann war da noch der Junge selbst. Lenny hatte bereits ein mieses Gefühl gehabt, als wir noch auf der Hinfahrt waren. Nachvollziehbar, aber ich hatte uns beruhigt. »Was soll schon sein?«, hatte ich gesagt. In den meisten Fällen war die Einsatzmeldung »nicht ansprechbares Kind« glücklicherweise falsch. Und wenn wir wiederbeleben mussten, dann machten wir das eben so, wie wir es gelernt hatten. Und wir waren gut. Wiederbelebungssituationen an Kindern sind im Rettungsdienst glücklicherweise extrem selten. Medikamente in kindgerechter Dosierung? Da sehen wir in der Tabelle nach, die auf der Innenseite des Kindernotfallkoffers klebt. Und eine Intubation? Wird schon klappen.

Aber es lief diesmal ganz anders als erwartet. Dieser Einsatz begann erst, als der Patient bereits tot war. Wir waren auf so etwas einfach nicht genügend vorbereitet, um professionell reagieren zu können. Wir reagierten nur. Immerhin.

Das Kind war gestorben und die Situation konnte nicht mehr rückgängig gemacht werden. Ich war mir zwar nicht sicher, dass es der richtige Zeitpunkt war, um einen Versuch zu starten, die Stimmung etwas zu entspannen, und wie ein derartiger Scherz in diesem Moment ankommen würde, aber ich versuchte es trotzdem. Irgendwie musste ich uns ja auf andere Gedanken bringen. Kurz bevor Lenny einsteigen konnte, eilte ich zum RTW und schüttelte seine fast volle Flasche Cola wie einen Cocktailshaker. Ich wusste, dass er den RTW anlassen, ein paar Meter zurücklegen und erst einmal einige erfrischende Schlucke aus seiner Flasche nehmen würde. Und ich wusste auch, wie viel Kohlensäure sich in einer nahezu frischen Pulle Cola befindet ...

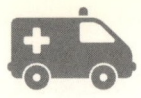

Todgeweiht

Ausgerechnet an diesem Tag lieferten diese Idioten die Obstpaletten stapelweise an. Ludwig, der Besitzer eines kleinen Ladens für Früchte und Spezialitäten aus dem Morgenland, hing am Telefon und rief nach seinem Schwiegersohn Paul.

»Hier ist Ludwig. Kannst du mir helfen? Die Lieferanten meinen, sie müssten mich heute mit Ware überschütten.« Irgendetwas war bei der Bestellung wohl schiefgelaufen. Keine drei Minuten später saß Paul am Lenkrad seines schneeweißen Lieferwagens und startete den Dieselmotor. Die Ware sollte auch an Ludwigs zweites Geschäft verteilt werden.

Ludwig passte das alles gar nicht. Denn an diesem Tag hatte er den 19. Hochzeitstag mit seiner Frau Lena, und aus diesem Anlass wollte er sie fein zum Mittagessen ausführen. 19 Rosen hatte er besorgt und einen Tisch beim Edel-Italiener um die Ecke bestellt. Mittags war eine gute Gelegenheit zum Feiern, denn da saßen die Kinder noch in der Schule.

Trotz der Unannehmlichkeiten war die Laune der beiden Männer gut und passte zum wolkenfreien Sommertag. Der Lieferwagen war bis unter das Dach mit Obst und Gemüse beladen. *How many roads* – Bob Dylan näselte im Radio. Keiner der beiden Männer dachte in diesem Moment wohl an etwas Böses.

Das Unglück geschah erst, als sie sich schon eine Weile auf der Hauptstraße befanden. Paul trat auf das Gaspedal, wich einem Schlagloch aus und zog das Lenkrad mit einem Schlenker nach rechts. Ein Poltern kam von hinten aus dem

Laderaum. Eine Gemüsekiste war wohl umgekippt. Ludwig fluchte, Paul drehte sich um und ließ die Straße aus den Augen. Zeugen sagten später aus, dass der Lieferwagen nach links abgedriftet war. Ludwig bemerkte es als Erster, aber es war zu spät. Niemand konnte mehr eingreifen. Plötzlich war der Schulbus da. Reifen schlitterten über Teer. Dann ein Knall.

Eine – zwei – drei – vier Sekunden lang Stille. Dann schrien Kinder. Die Fahrgastzelle des Busses war zum Glück so gut wie unbeschädigt. Nur durch den Ruck des Aufpralls waren einige Schüler und der Busfahrer leicht verletzt, der hilflos am Steuer saß und sich am Lenkrad festhielt. Mit weit aufgerissenen Augen starrte er auf den weißen Transporter, der in das gelb lackierte Metall des Linienbusses getaucht und wie von einer unsichtbaren Wand abgeprallt war. Wasserdampf stieg aus dem Motorraum auf und verdeckte die Sicht auf Paul und Ludwig. Autos hielten an der Unfallstelle, die sowieso nicht passierbar war. Irgendwann wählte jemand den Rettungsdienstnotruf.

Lenny und ich standen zu diesem Zeitpunkt vor einer italienischen Eisdiele und freuten uns wie kleine Kinder auf eine kühle Vanilleeiscreme. Keiner der 15 Wartenden kam auf die Idee, dass wir es vielleicht eilig haben könnten. Solange uns die Leitstelle in Frieden ließ, war das ja auch richtig. Niemand ließ uns vor, und so kam es, wie es kommen musste: Wir bekamen kein Eis, sondern stattdessen einen Einsatz.

Wir waren nicht weit entfernt. Einen Kilometer Luftlinie, Anfahrtszeit: eine Minute. Theoretisch hätten wir den Unfall sogar hören können. Die Feuerwehr hatte den Transporter bereits abgeschottet und einen Sichtschutz angebracht. Lenny lief zum Schulbus und zählte die Verletzten, ich stand vor Pauls weißem Lkw. Mein Blick fiel zuerst auf Paul. So wichtig die A-Säule für die Stabilität eines Autos ist, so gefährlich ist sie bei einem seitlichen Frontalaufprall. Paul hatte ihr nichts entgegenzusetzen gehabt. Die Säule hatte sich wie nichts in seinen Schädel hineingeschoben und das Gesicht geteilt. Überall nur Blut und Hirnmasse. Dennoch fühlte ich einen Puls an Pauls Handgelenk.

»Ist er tot?« Ich erschrak. Ludwig hatte mir den Kopf zugedreht. »Diese verdammte Gemüsekiste.«

»Nein, aber er ist schwer verletzt. Wie heißen Sie?«

»Ludwig.«

Während ich Ludwig unser weiteres Vorgehen erklärte, legten Lenny und ich venöse Zugänge zum Ausgleich des Blutverlustes. Die beiden Männer waren so schwer eingeklemmt, dass wir ansonsten keine weiteren Versuche zur Rettung unternehmen konnten. Zwei Rettungshubschrauber waren auf dem Weg zu uns.

Der Feuerwehrkommandant wollte zuerst Paul rausholen. Seine Männer setzten Schere und Spreizer ein. Die A-Säule brach, Scheiben zerplatzten. Dieselgeneratoren stanken und übertönten jeden Versuch, Ludwig auf dem Laufenden zu halten. Seine Augen glänzten in Panik, als wir Paul auf die Trage des zweiten Rettungswagens legten und sich ein Blutsee gebildet hatte. Paul lebte, aber alle Reaktionen waren erloschen. Einer der Helikopter brachte ihn in ein Krankenhaus der maximalen Versorgungsstufe, aber es nützte nichts mehr. Kurz vor Erreichen der Klinik starb Paul.

Nachdem Paul in den Hubschrauber gebracht worden war, kauerte ich am Beifahrersitz des zerstörten Transporters. Ludwig tat mir leid. Sehr leid. Er sah auf seine Beine, während ihm Tränen die alten Wangen hinunterliefen.

»Ich kann sie nicht spüren.«

Die Konsole hatte sich einen zerstörerischen Weg gebahnt. Plastik- und Eisenteile hatten Ludwigs Bauch knapp oberhalb des Beckens durchstoßen und schienen ihn von seinem Unterleib zu trennen. Das hieß, dass die Baucharterie ebenfalls beschädigt sein musste. Und mit ihr alle großen Gefäße in diesem Bereich. Es war aber wenig Blut zu sehen. Der drohende Blutverlust wurde vermutlich durch den Druck der Fahrzeugteile auf die Verletzung unterbunden.

Dies bedeutete im Klartext: In dem Moment, in dem wir Ludwig befreiten, würde er augenblicklich verbluten. Eine Alternative dazu existierte nicht. Kein Chirurg dieser Erde wäre in der Lage gewesen, das zu verhindern.

»Hast du einen Plan?«, fragte Lenny und sah mich an. Ich schüttelte den Kopf und fühlte mich so mies wie schon lange nicht mehr.

»Was ist? Holt mich endlich hier raus«, meinte Ludwig, »oder könnt ihr nicht?« Niemand bewegte sich. Keiner reagierte. »Ihr könnt es nicht ...«

»Nein.« Ich hielt seinen Arm, während ich den übrigen Männern bedeutete zu gehen. Auch Lenny, der sich jedoch in der Nähe bereithielt. Auf der Straße herrschte Stillstand.

»Wir wollten das Gemüse in meinen anderen Laden bringen. Später wollte ich mich mit Lena treffen.«

»Ihrer Frau?«

»Ja. Wir haben heute Hochzeitstag.«

Ein Brechreiz stieg in mir hoch, den ich aber unterdrücken konnte. »Das kann nicht wahr sein«, dachte ich. Ich sprach es nicht aus. Lenny hatte mitgehört und versuchte, Lena mithilfe der Polizei zu finden und herzubringen. Ich sagte es Ludwig.

»Quatsch. Sie soll lieber ins Krankenhaus kommen. Da kann ich sie besser gebrauchen.«

»Ludwig ...«, begann ich vorsichtig.

»Ja?«

»Wir werden es nicht schaffen.« Pause. Das Rauschen der Straße hallte an uns vorbei. »Es tut mir so leid.«

»Ich muss sterben?«

»Sie sind sehr schwer verletzt. Wenn wir Sie hier raushohlen, werden Sie verbluten.«

Ludwigs Gesicht war eingefallen. Ausgemergelt und blass, als ob er eben aus dem Vietnamkrieg nach Hause gekommen wäre. Dabei waren seit dem Unfall nur 50 Minuten vergangen.

»Und Lena? Und die Kinder?«, fragte Ludwig.

»Ich weiß es nicht. Ich hoffe, dass Lena es hierherschafft, bevor es so weit ist.«

Der Blutdruck fiel weiter in Richtung Keller. 70 zu 40, Puls 120. Durch den Blutverlust driftete er in den Schock. Wir konnten ihn nicht mehr lange stabilisieren, denn Ludwig verlor einfach zu viel davon.

»Wie ist Sterben?«, fragte er mich schließlich.

»Ich glaube, dass es Erlösung und Freiheit bedeutet.«

»Keine Schmerzen?«

»Nein. Nur einen kurzen Moment Atemnot.«

»Aber Lena ... sie schafft es nicht mehr rechtzeitig zu mir.« Ludwig weinte.

Weit und breit war nichts von ihr zu sehen. Kein Polizeifahrzeug, das Lena mit Blaulicht an die Einsatzstelle gebracht hätte. Ich bot Ludwig an, ihm Morphium verabreichen zu lassen, damit er die Schmerzen besser ertragen könne. Aber er lehnte es ab. Systolischer Blutdruck: 40. Puls: kaum tastbar. Ludwigs Stimme war jetzt fast nicht mehr zu hören. Ich drehte die Infusionen weiter auf. Doch es war nutzlos, und jeder von uns wusste es.

»Ich liebe sie«, sagte er noch und schloss die Augen, während seine Seele dorthin verschwand, wo ihr Ursprung gewesen war.

Lenny und ich haben Lena später am Krankenhaus getroffen. Sie hatte Ludwigs Sachen in Empfang genommen und darüber entschieden, was mit seiner sterblichen Hülle geschehen sollte. Als ich ihr Ludwigs letzten Satz mitteilte, brach sie zusammen. Ich wollte ihr das trotzdem nicht ersparen, denn sie hatte ein Recht darauf, von den letzten Minuten ihres Mannes zu erfahren. Und seinen letzten Satz, der ihr allein gegolten hatte.

Ludwig hatte ich erzählt, was er meiner Meinung nach am ehesten über das Sterben hatte hören wollen – unerheblich, ob ich daran glaubte oder nicht. Er hatte es mir abgenommen.

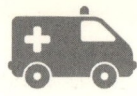

Wohnungsmangel

Der Versuch, eine alte Dame wiederzubeleben, endete um 3.13 Uhr mit ihrem endgültigen Ableben. Da der Notarzt keinen Leichenschein dabeihatte, bat er seinen Fahrer, einen zu besorgen. »Ich geh schon«, kam Lenny dem Fahrer zuvor, nahm den Autoschlüssel und machte sich auf den Weg zum Notarzteinsatzfahrzeug, das direkt vor dem Haus parkte. Ich hörte die Wagentür durch das geöffnete Fenster und ein klickendes Feuerzeug, mit dem Lenny sich einen Zigarillo anzündete. Ein Hund stieß eine Mülltonne um und kläffte. Im Haus gegenüber gingen Lichter an. Ein Mann streckte seinen Kopf aus dem Fenster und glotzte.

Ich entfernte alle Hilfsmittel, die wir zur Behandlung an der Patientin angebracht hatten. EKG-Elektroden, Beatmungsschlauch und Pflaster steckte ich in einen weißen Müllbeutel aus Plastik, den ich neben das Bett legte. Das Pulsoximeter verschwand wieder in der schwarzen Tasche, die seitlich am EKG angebracht war. Die blassgrüne Tapete mit den hellbraun-weißen Blumenornamenten aus den 70er-Jahren hatte schon bessere Zeiten gesehen. Vergilbte Stellen und abgestandener kalter Rauch sagten mir, dass die Dame gerne mal eine Zigarette durchgezogen hatte.

»Hatte sie Angehörige?«, fragte ich den Nachbarn, der uns gerufen hatte.

»Nein, leider nicht.«

»Und wie sind Sie in die Wohnung gekommen?«

»Ich habe einen Schlüssel. Den hat sie mir gegeben, weil sie sich öfter mal ausgesperrt hat.«

»Wie sind Sie darauf gekommen, dass die Dame Hilfe braucht?«

»Ich habe es poltern gehört. Das Schlafzimmer liegt direkt neben meiner Wohnung. Ich hab dann geklingelt. Sie hat aber nicht aufgemacht ...«

»Verstehe. Tut mir leid, dass Sie das erleben mussten«, sagte ich und schloss den Notfallrucksack.

»... und jetzt muss ich auch noch einen Nachmieter suchen.«

»Sie ... sind der Vermieter?« Die Brille des Notarztes saß schief auf seiner Nase und schien gleich herunterzurutschen. Sein stumpfes, wirres Haar unterstrich den Eindruck der typischen vollkommenen Müdigkeit im Nachtdienst.

»Ja, warum?«

»Bitte ... warten Sie mal noch mit der Suche.«

Der Vermieter sah aus, als hätte man ihm gerade ein unlösbares Rätsel gestellt. Der Notarzt kramte in seiner Mappe, fand offenbar nichts und räumte daraufhin alle seine Taschen aus. Papier und anderer Kram fielen zu Boden. Schließlich kam ein zerknittertes Exemplar einer Visitenkarte zum Vorschein, die er dem Vermieter hinhielt.

»Was soll ich damit?«, fragte der Vermieter konsterniert.

»Ich weiß, dass das ein ziemlich unpassender Zeitpunkt ist, aber ich suche eine Wohnung.« Den letzten Teil des Satzes flüsterte der Notarzt. »Auf der Visitenkarte steht meine Telefonnummer.«

Schweigen. Nur der Hund von vorhin war wieder draußen und bellte.

»Sie können mich natürlich auch per E-Mail erreichen«, fuhr der Notarzt fort und unterstrich die E-Mail-Adresse mit einem Kugelschreiber.

Wieder sagte keiner was. Schließlich ging die Tür auf, und Lenny streckte seinen Kopf herein. »Können wir los?«

»Sie können auch gerne das Kontaktformular auf meiner Internetseite verwenden. Die steht auch auf der Karte«, lächelte der Notarzt. Er rückte den Stuhl zurecht und vervollständigte das Protokoll.

Niemand verlor ein Wort, als wir die Wohnung verließen. Der Notarzt hatte der alten Dame einen »natürlichen Tod« bescheinigt, nachdem er ihre Krankheitsgeschichte gelesen hatte und klar war, dass sie durch ihre Raucherei maßgeblich zu ihrem Ableben beigetragen hatte.

Der Leichenwagen holte die alte Dame am darauffolgenden Tag ab. Kein Angehöriger kam, niemand fragte nach der Wohnung und den Habseligkeiten oder kümmerte sich um das weitere Vorgehen.

Bei der Neuvermietung hatte der Vermieter ein leichtes Spiel. Es war keine Zeitungsannonce nötig, kein Kontakt zu einem Makler oder Herumfragen im Bekanntenkreis, wer denn eine Wohnung bräuchte. Alle Telefoniererei und jeglicher Arbeitsaufwand entfielen. Auch die Renovierung konnte sich der Vermieter sparen, denn der Nachmieter übernahm alles, was nötig war. Und Sie dürfen dreimal raten, wer wohl der Nachmieter geworden ist.

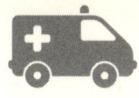

Latent bekloppt

»Auf so was habe ich im Moment echt überhaupt keinen Bock«, sagte Lenny und zupfte verschlafen an seinem Hemd. Die Küchenuhr der Rettungswache zeigte 3.29 Uhr. Showtime im Nobelviertel unseres Ortes. Der Alarmton des Piepsers erstarb und ging in Rauschen über, Fragmente der Disponentenstimme quäkten etwas von »Suizidankündigung«, »Badewanne« und »männlich«. Der Patient hieß angeblich Thomas Gillessen.

Der junge Mittzwanziger mit Radiogesicht und ausgeprägtem Haarausfallgen war nur mit einem Morgenmantel bekleidet und öffnete uns triefend nass die Haustür. Die gerunzelte Stirn und die hochgezogene Augenbraue ließen darauf schließen, dass unser Timing nicht unbedingt das beste war. Aber dass wir Herrn Gillessen offenbar beim Baden gestört hatten, passte zur Einsatzmeldung.

»Ja?«

»Guten Morgen. Strasser vom Rettungsdienst. Dürfen wir hereinkommen?«

»Hier ist aber alles bestens«, meinte der Typ zu Lenny, »wie komme ich zu der Ehre?«

Er stieß die Tür ganz auf und wies uns mit einladender Handbewegung und leichter Verbeugung den Weg ins Wohnzimmer. Aus einem Radio klang Jazz.

»Mann oh Mann, ich seh ja wohl nicht richtig«, flüsterte Lenny unhörbar für Herrn Gillessen. Auch ich traute meinen Augen kaum. Die Wohnung bot über das 2,50 Meter breite Fenster einen Panoramablick auf unsere Stadt, die im sommerlichen Glitzern der Nacht erstrahlte. Sie lag auf zwei

Etagen, die über eine Wendeltreppe miteinander verbunden waren. Der Boden des Eingangsbereichs war mit Marmor ausgelegt. Und der Kamerad hatte seine Innenausstattung ganz sicher nicht in einem Billigmöbelhaus gekauft. Das Sofa im Wohnzimmer hätte mehrere meiner Monatsgehälter verschlungen.

»Was kann ich für Sie tun?«

»Die Frage ist eher, was wir für Sie tun können. Angeblich soll hier jemand in dieser Wohnung einen Selbstmordversuch angekündigt haben«, ergriff ich das Wort.

»... und Sie sollen derjenige sein.« Lenny blickte zunächst zu mir, dann zu Herrn Gillessen, der wiederum zuerst mich, dann Lenny ansah.

»Ich weiß überhaupt nicht, wovon Sie reden«, sagte Herr Gillessen, winkte ab und setzte sich auf einen seiner futuristischen, mintgrünen Plexiglasbarhocker. Wasser sammelte sich am Boden unter dem Hocker.

»Der Selbstmord sollte in einer Badewanne stattfinden«, fuhr ich fort, »und da Sie gerade aus der Badewanne zu kommen scheinen, würde es ja passen. Haben Sie eine Wanne?«

»Habe ich. Aber so ein Quatsch. Glauben Sie mir: Ich wollte mich auf keinen Fall umbringen.«

»Also war das ein Fehlalarm?«, fragte ich nach.

»... und irgend so ein Aushilfs-Harlekin hat sich zu einem Scherz berufen gefühlt«, ergänzte Lenny, »oder wie?«

Thomas Gillessen war einverstanden, dass wir das Bad auf verdächtige Spuren inspizierten.

Er hatte es sich offenbar richtig gemütlich gemacht. Kerzen standen am Wannenrand und auf dem Fußboden und brannten. Eine Flasche Champagner stand halb geleert auf dem weiß gefliesten Boden neben einem Glas. Die frei stehende Badewanne aus geschwungenem, durchsichtigem roten Acryl wirkte sehr futuristisch und hatte bestimmt einen Designerpreis gewonnen. Das bodentiefe Fenster bot einen weiten Blick in das in Dunkelheit getauchte Naturschutzgebiet.

»Das war sicher meine bescheuerte Clique«, riss Herr Gillessen uns aus unserem Staunen heraus.

»Wie kommen Sie darauf?« Ich lehnte mich an die Wandkonsole.

»Wissen Sie, ich heirate nächste Woche. Ich bin mir absolut sicher, dass mir diese benebelten Armleuchter zu der Gelegenheit einen Streich spielen wollten.«

»... und haben nix Besseres zu tun, als uns um diese Uhrzeit aus der Wache zu läuten – für nix und wieder nix?« Lennys Stimmung fuhr einige Etagen tiefer.

»Es tut mir wirklich leid. Ein paar dieser Helden besitzen den Intelligenzquotienten von Blauschimmelkäse. Sie sind sich über die Folgen sicher nicht im Klaren gewesen.«

Alles klang irgendwie schlüssig. Auch die Theorie von den minderbemittelten Kumpels, die Thomas Gillessen einen Streich hatten spielen wollen. Und jetzt standen sie wahrscheinlich mit einer Kamera irgendwo in der Dunkelheit und zeichneten das ganze Event auf, um es später auf Facebook zu veröffentlichen.

Wir packten also unseren Kram, bewegten uns in Richtung Ausgang und waren im Geist schon wieder in unseren Betten angekommen. Lenny hatte die Klinke heruntergedrückt und die Haustür bereits einen Spalt geöffnet. Thomas Gillessen war auf halbem Weg über die Wendeltreppe nach oben. Er sah uns noch nach, dann drehte er sich wieder um.

»Also, Herr Gillessen, dann noch eine schöne Nacht«, sagte ich. Herr Gillessen verharrte reglos auf der Treppe und sagte nichts. Währenddessen klang Wolfgang Haffners *Shapes* aus den Boxen.

»Herr Gillessen?« Lenny stellte den Notfallrucksack wieder ab. »Ist wirklich alles in Ordnung?«

Thomas Gillessen wirkte plötzlich angespannt, ballte seine ganze Kraft zusammen und drehte sich explosionsartig um. Der Bademantel flog wie Supermans Cape.

»Und überhaupt ... komme ich nur mit, wenn IHR mir beweisen könnt, dass ich GOTT bin!«

Lenny entgleisten die Gesichtszüge wie bei einer Karikatur, die man mal schnell auf dem Volksfest von sich zeichnen lässt. Beide Augenbrauen waren hochgezogen. Ich sah mich in einem Spiegel am Ende des Ganges und stand Lenny mit meinem Gesichtsausdruck in nichts nach. Dieser ließ die Haustür wieder ins Schloss fallen und blieb mit verschränkten Armen neben mir stehen, während Herr Gillessen jetzt so richtig in Fahrt kam.

»Nein. Hört Ihr? NEIN! Die Hölle ist höllisch. Meine wunderbare Entfernung verriegelter Obsession spiegelt sich im warmen Brei wider.« Thomas Gillessens Gesichtsausdruck driftete in den Wahnsinn ab.

»Der Typ könnte beim Poetry-Slam mitmachen und würde den ersten Preis kassieren«, bemerkte Lenny trocken, packte das Diensthandy aus und rief nach Unterstützung. Herr Gillessen musste in eine psychiatrische Anstalt, und zwar dringend.

»Herr Gillessen, geht es Ihnen schlecht?«, fragte ich.

»Ja, die Milch ist schlecht gegangen. Schlecht sind die Schlechtarbeitenden, und tot ist die Schlacht. Das Schlachthaus im Schlachtertal ist gesunken und ertrunken.« Im Fachjargon bezeichnet man so etwas als Rekurrenzen mit assoziativen Entgleisungen und Wortkontamination. Thomas Gillessen hatte eine schizophrene Störung, die erst wieder genau in dem Moment an die Oberfläche gekommen war, als wir die Wohnung hatten verlassen wollen.

Kennen Sie das? Sie werden frühmorgens aus dem Tief-schlaf aus einem surrealen Traum aufgeweckt. Sie versuchen, alle Gedanken, die Ihnen in diesem Moment durch den Kopf fliegen, in Worte zu fassen. Für Sie klingt das alles schlüssig – ebenso wie Ihr Traum für Sie in diesem Moment absolut logisch ist. Ihr Partner, der neben Ihnen liegt und Sie hört, sagt jedoch: »Was redest du da für einen Quatsch?« Und je differenzierter Sie über Ihren vergangenen Traum nach-denken, desto mehr wird er zu wirrem Unsinn. Thomas Gil-lessen war in dieser formalen Denkstörung gefangen. Ohne die Möglichkeit, je von selbst wieder aufzuwachen, verliert sich der schizophrene Patient rettungslos im Strom seiner Einfälle. Er ist nicht in der Lage, seine widersprüchlichen und in alle Richtungen gleichzeitig fließenden Gedanken zu bün-deln.

Einige Zeit später trafen der Notarzt und die Polizei ein. Die Übergabe ging kurz und sachlich vonstatten. Ich teilte dem Arzt mit, dass es Herrn Gillessen den Sicherungsschal-ter herausgeschlagen hatte, als wir den Einsatz nach kurzem Kontakt hatten beenden wollen. Und dass das mit der Sui-zidandrohung vermutlich gestimmt hatte. Thomas Gillessen war psychisch krank und hatte Glück, dass die Psychose während unserer Anwesenheit zum Vorschein gekommen war. Er hätte sich ansonsten tatsächlich etwas antun können.

»Ich bin Gott!«, schrie Herr Gillessen wieder und streckte Lenny den Arm zur Verabschiedung mit leichter Verbeugung entgegen.

»Gott? Aha. Dann haben wir wohl gestern Ihren Sohn gefahren. Der Typ hat nämlich gemeint, er sei Jesus.«

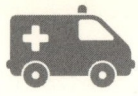

Strokealarm

An manchen Tagen gibt es eine seltsame und unerklärliche Häufung gleichartiger Einsätze. Aber mir war bisher nicht gelungen, die Frequenz bestimmter Leiden anhand von Statistiken vorherzusagen. Weder gibt es eine Kumulation von Herzinfarkten zu einer prägnanten Uhrzeit, noch passieren Herz-Kreislauf-Stillstände zu einer speziellen Tages- oder Nachtzeit. Die einzige Klarheit herrscht bislang über Einsätze in Bezug auf Motorradunfälle. Die sind im Winter natürlich seltener als im Sommer.

»Heute ist wieder so ein Kreislaufwetter«, sagte Lenny und biss in seinen Burger.

»Was ist denn bitte Kreislaufwetter? Hast du heute schon mal jemanden im Kreis laufen sehen?«

»Unsinn. Hast du es eben nicht gehört? Drei RTW haben in Folge 'nen Kreislaufkollaps gefahren.«

»Das heißt noch gar nichts. Du stehst wohl auch auf Bauernregeln, oder?«, frotzelte ich.

»Du wirst schon sehen.«

»Kräht der Lenny aufm Mist, ändert sich das Wetter – oder es bleibt, wie es ist«, meinte ich lachend, während Lenny ausstieg, um einen Zigarillo zu rauchen. Er hatte die Tür noch nicht ganz zugeschlagen, da alarmierte uns die Leitstelle über einen Kreislaufkollaps in einem benachbarten Ort.

Das Treppenhaus war mit Hieroglyphen irgendwelcher Analphabeten vollgeschmiert, die damit wohl ihren Gangstatus markieren wollten. Unsere Latexhandschuhe blieben am Geländer kleben. In dem Siffladen hatte scheinbar schon lange niemand mehr einen Putzlappen in die

Hand genommen. Irgendwo briet jemand Schweineschnitzel.

Die Schwester der 70-jährigen Patientin hatte dieser eigentlich nur ein gutes und friedliches Osterfest wünschen wollen. Als die Patientin aber nur »ja ... ja ... hmmm« gestammelt und nicht wie erwartet reagiert hatte, hatte die Schwester in der Rettungsleitstelle angerufen und um Hilfe gebeten.

Auf dem Klingelschild stand »Habermann«. Die Frau hatte die Tür bereits geöffnet. Sie wirkte verwirrt, blickte in der Diele herum und sagte nichts.

»Was ist passiert?«, fragte ich Frau Habermann, die nur dastand und nichts machte.

»Lassen Sie uns ins Wohnzimmer gehen. Dort würden wir Sie gerne untersuchen. Sie sind doch Frau Habermann, oder?« Frau Habermann nickte und lief ins Wohnzimmer, wo sie sich auf einen Stuhl setzte. Sie schien uns zu verstehen.

Ich blickte zu Lenny, der mir zunickte. Wir befürchteten eine Gehirnschädigung. Möglicherweise lag ein Schlaganfall vor. Frau Habermann war offenbar nicht in der Lage, Worte zu formen. Sie wollte es, doch je mehr sie sich bemühte, desto weniger gelang es ihr. Und sie schien zu realisieren, dass etwas nicht stimmte. Ich vermutete daher einen Schlaganfall im Broca-Areal des Gehirns. Das Broca-Areal ist eine Region der Großhirnrinde und beinhaltet eine der Hauptkomponenten des Sprachzentrums. Wenn dort ein Schlaganfall vorliegt, geht die Fähigkeit verloren, Worte zu formen und auszusprechen. Das Sprachverständnis bleibt dabei in der Regel relativ gut erhalten, sodass die Patienten ihren eigenen Zustand realisieren und als bedrohlich empfinden.

Wir starteten unseren Stroke-Algorithmus. Dazu gehören der venöse Zugang, eine Blutentnahme und der mög-

lichst zügige Transport in die Klinik, in der eine notfallmä-
ßige Computertomografie durchgeführt wird. Wenn dort
ein Schlaganfall erkannt wird, erfolgt das medikamentöse
Auflösen des Gefäßverschlusses mittels eines hochpoten-
ten Lysemittels. Der Einsatz dieses Medikamentes ist an
enge Vorgaben gebunden. Hatte der Patient zum Beispiel
erst kürzlich eine Operation, darf das Medikament nicht
eingesetzt werden. Auch die Zeit spielt eine herausra-
gende Rolle. Das Zeitfenster, innerhalb dessen eine Lyse
erfolgen muss, umfasst nach Eintritt der Symptome für
einen Schlaganfall nur wenige Stunden. Wenn dieser Zeitraum überschritten wird, treten bei Anwendung der Lyse
erhebliche bis sogar lebensgefährliche Nebenwirkungen
auf.

Ich las die Versichertenkarte in unser Datengerät ein,
während Lenny die Infusion anschloss.

»Fertig. Wir können«, sagte er. Ich betätigte den
»Versenden«-Schalter im Programm des Datengerätes und
jagte die Informationen via Internet in die Klinik.

Eine Sekunde später ertönte an der Anmeldung der Nothilfe unseres Krankenhauses der Schlaganfallalarm. Die mit
unserem Datengerät erfassten Angaben werden über das
Internet ans Krankenhaus übermittelt. Die ebenfalls alarmierte Neurologin wertet die Daten aus und trifft die Entscheidung, den Computertomografen hochfahren zu lassen.
Außer den Patientendaten sind auch noch Blutdruck- und
Blutzuckerwert, Herzfrequenz, Vigilanz und Lähmungser-
scheinungen vermerkt. Sollten noch Fragen vorliegen, kann
uns die Neurologin direkt auf unserem Diensthandy erreichen.

Lenny jagte die Nothilfe hoch. Wir sprinteten an der Anmeldung vorbei und informierten die Neurologin auf dem
Weg zum Computertomografen über den Vorfall.

»Wann hat man die Patientin zuletzt ohne die Symptome gesehen?«, fragte die Ärztin.

Ich schluckte. Diese Frage konnten wir nicht beantworten. Die Lyse durfte daher nicht mehr durchgeführt werden. Wäre der noch zulässige Zeitpunkt nur knapp überschritten, könnte der Neurologe das Risiko noch abwägen und die Lyse trotzdem anwenden. Aber ohne einen Anhaltspunkt für einen Symptombeginn gab es keine Möglichkeit. Der Rettungsdienst war zu spät gekommen.

Während ich mein Notfallprotokoll komplettierte, klingelte mein Diensthandy. Ich ging ran.

»Hier spricht die Leitstelle. Wie lange braucht ihr noch?«, fragte eine forsche Stimme.

»Keine Ahnung. Einige Minuten.«

»Geht das etwas genauer?« Der Ton war aggressiv.

»Ich weiß es nicht. Warum?«

»Ich hätte einen Folgeeinsatz für euch. Also?«

»Also was?«

»Na ... wie lange braucht ihr jetzt noch? Sonst muss ich jemand anderen schicken.« Die Stimme fing an, mir auf die Nerven zu gehen.

»Einfache Regel: Je länger du mich hier von meiner Arbeit abhältst, desto länger wird es dauern.«

Ich legte auf, schimpfte den Disponenten einen Affen und ging in Richtung meines Rettungswagens.

»Die Leitstelle hat gefragt, wie lange wir noch brauchen«, informierte mich Lenny und kam auf mich zu. »Verdacht auf Schlaganfall.«

Schon wieder. Schien also wirklich dringend zu sein. Und wir waren wieder einmal der einzige noch verfügbare Rettungswagen für insgesamt 100 000 Menschen.

Diesmal berichtete der 69-jährige Viktor Matos, dass ihn plötzlich ein akuter Schwindel und Übelkeit überkommen hätten, während er gerade an seinem Computer arbeitete. Nur wenn er sich hinlegte, ging es ihm etwas besser. Die Frage, ob er denn in der Vergangenheit schon mal Schwierigkeiten mit dem Innenohr gehabt habe, verneinte der Mann. Aufgrund fehlender rhythmischer Augenbewegungen, auch Nystagmus genannt, schied auch ein ungefährlicher Lagerungsschwindel aus. Der Mann wirkte auffallend krank und kollabierte fast, wenn er sich an den Rand seiner Couch setzte. Puls, Blutdruck, Blutzucker und Sauerstoffsättigung befanden sich im Normalbereich. Auch hier war meine Verdachtsdiagnose aufgrund des plötzlichen Eintrittes ein akuter Schlaganfall. Daher dasselbe Spiel wie zuvor: venöser Zugang, Blutentnahme und ein zügiger Transport in die Notaufnahme unseres Klinikums, wo wir von der Neurologin bereits erwartet wurden. Das Zeitfenster war sehr gut. Herr Matos lag nach nicht einmal einer Stunde nach Eintritt der Symptomatik auf dem Tisch des Computertomografen. Es stellte sich heraus, dass der Mann einen Schlaganfall im Bereich des Hirnstammes erlitten hatte, der erfolgreich lysiert werden konnte. Ihm würden zumindest von diesem Apoplex, wie der Schlaganfall in der fachlichen Kurzform bezeichnet wird, keine Folgeschäden bleiben.

Noch während Lenny und ich unseren Rettungswagen klarmachten, rief uns die Leitstelle erneut.

»1/83/1, fahren Sie: Warenberg, Kipfelstraße 13, Notfallpatient Hahnel hat Sprachstörungen.«

Wieder ein möglicher Schlaganfall. Das war doch unglaublich.

Herr Hahnels Frau bat uns in die Villa im Hinterland unserer Stadt. Der Helfer vor Ort war bereits zugange und berichtete Lenny und mir, dass Herr Hahnel nach seinem einstündigen Mittagschlaf plötzlich nicht mehr in der Lage gewesen sei zu sprechen. Zum Verhängnis könnte Herrn

Hahnel in diesem Fall werden, dass nicht unverzüglich ein Notruf erfolgt war. »Wir wollten nicht unnötig stören«, meinte die Ehefrau dazu.

Immer wieder das gleiche perfide Spiel. Während der Stadtmensch den Rettungswagen schon bei einem quer sitzenden Pups herbeizitiert, rufen Bewohner der ländlichen Gegend häufig erst an, wenn die Kacke richtig am Dampfen und es fast zu spät ist.

Wie vorhin bereits erwähnt, geht es bei einem akuten Schlaganfall aber vorwiegend um Zeit. Es darf so wenig wie möglich davon vergeudet werden. Jede verschenkte Minute bedeutet für den Patienten das Absterben von Hirngewebe. Was würden Sie unternehmen, wenn Sie oder ein Angehöriger plötzlich nicht mehr sprechen könnten? Ich hoffe nicht, dass Sie so lange warten würden, bis der Schlaganfall von selbst ausheilt ...

Meine Armbanduhr zeigte in diesem Moment 16.07 Uhr. Wenn Herr Hahnel bis halb zwei geschlafen und anschließend noch eine Zeit lang gewartet hatte, blieben ihm noch 20 Minuten bis zum Ablauf der Lysegrenze. Wir mussten uns also sputen.

Der Helfer vor Ort nahm uns einiges an Arbeit ab. Diesmal klappte es noch zügiger als bei den ersten zwei Schlaganfällen. Nach zehn Minuten befanden wir uns mit Sondersignal auf dem direkten Weg in die Klinik. Die Neurologin meinte auf dem Weg zum Computertomografen, dass es wirklich schön wäre, wenn sie uns an diesem Tag nicht mehr sehen müsste. Gut, dass sie mir dabei zuzwinkerte und lachte.

Herr Hahnel war seiner unendlich langen Krankheitsgeschichte nach ein internistisches Polytrauma. Die Akte las sich wie eine mehrseitige Aneinanderreihung medizinischer Fachausdrücke, von denen sich jeder einzelne ziemlich ungemütlich anhörte. Unter anderem war hier von einer hochgradigen linksseitigen Verengung der Halsschlagader, einer koronaren Herzerkrankung mit zwei implantierten Stents, Bluthochdruck und dem bei so einer Geschichte obligatorischen tablettenbehandelten Diabetes mellitus die Rede. Und jetzt stellte sich auch noch ein Infarkt des Broca-Areals heraus, der Herrn Hahnel die Sprache raubte.

Wie so oft spielt im Rettungsdienst das Glück ab und an auch eine Rolle. Die Neurologin überlegte, traf schließlich eine sehr knappe Entscheidung und zog die Lyse durch – Herr Hahnel hatte Glück: Nach kurzer Zeit gingen die Sprachstörungen bei ihm zurück. Die ärztliche Therapiefreiheit hatte ihn vor Schlimmerem bewahrt. Aber Herr Hahnel würde den Rest seines Lebens wesentlich besser auf sich aufpassen müssen, als er es bislang getan hatte.

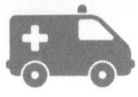

Perspektivenwechsel

An jenem Sommertag im Reitstall ritt Helena auf dem prächtigen schwarzen Friesen einer Freundin. Alles lief gut, das Pferd war brav und tat alles, was sie von ihm verlangte. Als die Stunde fast vorbei war und niemand mehr damit rechnete, passierte es: Die Stute stolperte, knickte mit einem Bein ein und stürzte. Ein Pferd hat vier Beine – und damit zwei mehr als der Mensch. Dadurch gelingt es ihm im Normalfall, einen Sturz abzufangen und sich wieder aufzurappeln. Doch diesmal nicht. Es stürzte auf seine linke Seite und begrub Helena unter sich. Einfach so. 850 Kilo rollten auf ihren Beckenknochen. Etwas knackte – mehrfach. Dann liefen die Leute zusammen, und irgendjemand rief, sie solle sich nicht bewegen und liegen bleiben. Die Leute zückten ihre Handys. Der Notruf war aber nicht die einzige Nummer, die gewählt wurde.

»Komm schnell her, deine Frau hatte einen schweren Unfall«, rief der Besitzer des Reitstalls dem Ehemann am Telefon zu.

Das ist ein Satz, den jeder Angehöriger nicht so bald wieder vergisst und der sich einbrennt wie Napalm. Den Ehemann traf die Nachricht wie eine Pistolenkugel. Er schmiss den Hörer in die Ecke, spürte noch während des Gesprächs seinen schnellen Puls bis in den Hals schlagen. Er ließ alles stehen und liegen, stürzte aus seiner Wohnung und rannte zu seinem Auto.

Und jetzt erwarten Sie, dass ich zusammen mit Lenny ins Spiel komme und der Alarmempfänger unserer Pause ein jähes Ende bereitet. Dass wir uns in den RTW begeben, uns den Einsatzort durchgeben lassen und uns auf den Weg machen, um einer schwer verletzten Reiterin zu helfen. Mit dabei das Gemaule im Straßenverkehr über Autofahrer, die nichts kapieren, und auch das Einsatzhorn, das auf Dauerbetrieb geschaltet ist. Aber nein. Diese Geschichte beinhaltet leider eine kleine, unfreundliche Abweichung.

Der angerufene Ehemann war ich. Und die Retter waren diesmal die anderen.

Auf dem Weg zum Unfallort rief ich Lenny an. Auf meine Bitte hin wollte er versuchen, sich in der zuständigen Leitstelle über Helenas Zustand zu erkundigen. Es klappte nicht rechtzeitig – ich fuhr viel zu schnell und schaffte es noch vor seinem Rückruf an die Unfallstelle. Er hatte mich noch gebeten, vorsichtig zu fahren, aber es war vergebens gewesen. Die Landschaft raste an mir vorbei, und 15 Minuten später traf ich ein – kurz nachdem der Hubschrauber gelandet und das ganze Dorf zusammengelaufen war. Ich hielt direkt neben dem Rettungswagen, der einige Minuten vor dem Hubschrauber eingetroffen war.

»Mir geht es gut, ich habe keine Schmerzen«, sagte Helena und lächelte mich vom Boden aus an, während das Team des Hubschraubers sich beeilte. Die Verdachtsdiagnose des Notarztes: Polytrauma. Das bedeutet, dass mehrere Verletzungen an verschiedenen Körperstellen vorliegen und mindestens eine davon lebensbedrohlich ist. Vermutlich war es das Adrenalin, das Helenas Schmerzen zunächst verschwinden ließ. Mir blitzten berufstypische Gedanken eines Retters auf: Bauchtrauma, zertrümmertes Becken, hoher

Blutverlust, Querschnittslähmung, Schock. Ich trat zurück, als mich ein Rettungsassistent des RTW einfach zur Seite schob. Er wusste nicht, dass ich ein Kollege einer benachbarten Rettungsdienstorganisation war, aber er tat natürlich das Richtige.

Trotz meiner zweifelhaften Begabung, als Angehöriger ständig im Weg zu stehen, waren die Rettungsassistenten außerordentlich professionell und freundlich. Ich ließ die Situation auf mich wirken und hätte niemals gedacht, dass sich deren Verhalten so in meine Erinnerung einbrennen würde. Mir fiel in diesem Moment ein, wie ich selbst Angehörige im Rahmen eines Einsatzes erlebe und wie ich darauf reagiere. Der plötzliche Kontrollverlust im intimsten Lebensbereich erzeugt bei ihnen Angst und Unsicherheit, manchmal Panik. Mit unserem Verhalten hinterlassen wir sowohl beim Patienten als auch bei dessen Angehörigen einen sehr einschneidenden Eindruck. Eine außergewöhnlich mehrdimensionale Erkenntnis meines eigenen beruflichen Wirkens drang in mein Bewusstsein vor, denn als Retter haben wir die Fäden in der Hand. Wir stellen die Fragen und weisen Angehörige an, auf die Seite zu gehen oder die Versicherungskarte zu suchen. Wir sagen dem Patienten, was er haben könnte und dass er ins Krankenhaus muss. Auch wissen wir natürlich, dass wir eine Art von Macht und Kontrolle ausüben, wenn wir dem Patienten und Angehörigen freundliche, aber bestimmte Befehle inmitten ihres privatesten Lebensbereiches erteilen. Aber wie es ist, selbst Angehöriger in einer Notfallsituation zu sein, wissen wir in der Regel nicht – zumindest wusste ich das bisher nicht.

20 Minuten später hob der Helikopter ab und ließ mich am Boden zurück.

In der Notaufnahme angekommen, schob mich ein langhaariger Pfleger mit Dreitagebart zur Seite. Ich dürfe hier nicht stehen, sagte er, und ob ich die Bodenmarkierung nicht gesehen hätte. Dass meine Frau schwer verletzt mit einem Hubschrauber hergebracht worden war, ließ ihn kalt. Fernab jeglicher Empathie verschwand er und ließ mich alleine stehen. Im Vorbeigehen sagte ein anderer, ich solle es im Schockraum versuchen. »Da hinten, immer dem roten Strich entlang«, antwortete er, obwohl ich die Frage dazu noch gar nicht gestellt hatte. Anschließend ging auch er.

Im Schockraum war niemand mehr. Das grüne Laken hing zur Hälfte von der Liege hinunter. Das Kopfteil war verschoben, überall hingen Schläuche. Instrumente lagen herum, alles war ein einziges Chaos. Das Schockraumteam hatte es scheinbar eilig gehabt. Auf den riesigen TFT-Monitoren war das Innere eines Menschen zu sehen. Auf einem der CT-Bilder las ich meinen eigenen Nachnamen.

Irgendwo ertönte ein Alarmgong. Die Stimme einer Frau überschlug sich und befahl einen Doktor Schmid dringend in die Notaufnahme. Grelle Neonlichter wiesen mir meinen Weg, während meine Schritte den sterilen leeren Korridor entlanghallten.

»Zu wem möchten Sie?« Eine aufmerksame junge Krankenschwester nahm sich meiner an.

»Ich suche meine Frau. Sie kam per Hubschrauber über den Schockraum«, antwortete ich dankbar, nannte meinen

Nachnamen und folgte der Schwester, die etwas in einen Computer tippte.

»Ihre Frau liegt auf der chirurgischen Station. Am Ende des Ganges nehmen Sie den Aufzug in den dritten Stock.« So habe ich sie endlich gefunden. Helena konnte trotz der Tatsache, jetzt einige Wochen im Fixateur liegen zu müssen, schon wieder Witze reißen und schien ganz die Alte. Genau wie ich war sie sehr froh, dass sie ohne Operation davonkam. Ob wir denn am nächsten Tag ausreiten wollten, da es so ein schöner Tag werden solle, und dann am Abend Essen gehen, fragte sie mich. Ich grinste nur, denn ich kapierte zunächst gar nichts. Außer dass der Unfall glimpflicher abgelaufen sein musste, als ich zunächst angenommen hatte.

Vorweggenommen: Meine Frau hat den Reitunfall annähernd ohne Folgeschäden überstanden. Die gebrochenen Hüftknochen sind wieder zusammengewachsen. Sie hatte noch nicht einmal Angst, danach wieder aufs Pferd zu steigen. Das Glück war an diesem Tag auf ihrer Seite gewesen – ich habe Menschen schon mit deutlich weniger Verletzungen sterben sehen.

Mir wurden durch diesen Vorfall einige Lektionen zuteil, die ich seitdem sowohl für mein Wirken als Rettungsassistent als auch für mein persönliches Leben einsetze.

Die wichtigste war, dass es vollkommen unmöglich ist, sich als Angehöriger am Unfallort professionell zu verhalten. Man stört den Ablauf – ob man will oder nicht. Und man mutiert zum hilflosen kleinen Kind, wenn eine nahestehende Person verletzt ist. Eine weitere Lektion war, dass es für alle Beteiligten am hilfreichsten ist, in einer solchen Situation nicht auszurasten, obwohl das unglaublich schwierig ist. Aber man kann die Lage durch eigene Kopflosigkeit nicht verbessern, sondern nur verschlimmern.

Und natürlich die Lektion, dass die eigene Gesundheit und die Gesundheit nahestehender Menschen das höchste Gut überhaupt sind und man selbst nicht unbesiegbar ist.

Ach ja: Auch das Pferd hat den Sturz unbeschadet überstanden. Obwohl meine Frau sehr zierlich ist, hat sie den Aufprall der Stute erfolgreich gedämpft. Nur die Reithose erlitt ein irreparables Polytrauma. Diagnose: »Tod durch Zerschneiden mit einer Rettungsschere«.

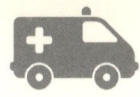

Über den Autor

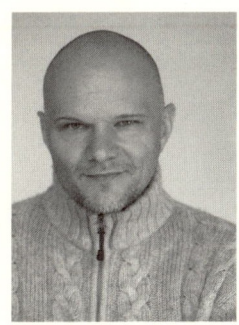

Christian Strzoda, Jahrgang 1974, leistet seit knapp 20 Jahren an circa 2000 Stunden pro Jahr Rettungsdienst in einer Gegend, in der sich das Einsatzaufkommen innerhalb der letzten Jahre rapide erhöht hat. Er arbeitete zudem mehrere Jahre in einer deutschen Rettungsleitstelle und kennt auch diese Seite des Rettungseinsatzes.

Dank

Ich mag eigentlich keine schwülstigen Dankesseiten. Trotzdem haben einige Leute gewaltig zur Entstehung dieses Buches beigetragen. Unter anderem „Lenny", der in der Realität wirklich existiert und über die Jahre zu meinem besten Freund geworden ist. Er macht mein Leben so viel leichter. Toll sind natürlich auch meine Kollegen – ob sie den Job nun in ihrer Freizeit oder hauptberuflich machen. Es macht wirklich Spaß mit euch!

Meinen beiden Chefs danke ich für die Offenheit zu diesem Thema.

Auch den Mitarbeitern der Leitstelle hier in meiner Nähe gebührt Dank – für die Lieferung skurriler Episoden, ohne die ganze Kapitel dieses Buches fehlen würden, und für all die kleinen Nettigkeiten, über die wir Retter da draußen so herzlich lachen können. Möge es immer so weiter gehen, damit es irgendwann für einen zweiten Teil reicht.

Und noch ein Dank an die, die wissen, wofür.